誰でもできる

はじめての
細胞培養

編著 古江美保

じほう

細胞培養の新時代へ

　バイオテクノロジーの急速な進歩により，細胞培養技術は今，大きな転換点を迎えています。

　かつては一部の専門家だけが扱う技術とされてきた細胞培養ですが，今や創薬，再生医療，化粧品開発，食品産業に至るまで，その応用範囲は飛躍的に広がっています。特に，ヒトES細胞やiPS細胞の登場，3Dオルガノイドや臓器チップといった革新的技術の開発により，細胞培養は生命科学研究の基盤技術として，ますます重要性を増しています。

　さらに，動物実験削減の世界的な潮流を受け，2022年にはFDA Modernization Act 2.0が成立し，新薬開発における非動物試験法の使用が正式に認められました。*in vitro*（試験管内）での研究開発は，もはや時代の要請といえるでしょう。

　しかし，その重要性に反して，細胞培養の体系的な教育システムは十分に整備されているとは言えません。

　特に，日本における細胞培養教育は，欧米と比較して体系的なプログラムが不足しています。欧米では，サマーキャンプや産学連携によるトレーニングプログラムが一般に提供されており，初心者から専門家まで幅広い層が学べる環境が整っています。一方，日本では個別指導が主流であり，オープンなトレーニングの場は少ないのが現状です。本書が，そのような教育環境のギャップを埋め，誰もが気軽に細胞培養を学べる一助となることを願っています。

　本書は，「細胞培養って難しそう，，，」
　そう感じている，あなたのための本です。

　連載「誰でもできる・はじめての細胞培養」では，細胞培養の基礎から実践までを，解説してきました。
　• バイオ系のバックグラウンドがないけれど，細胞培養をやってみたい！

- 経験はないけど細胞培養を使ったプロジェクトに参加することになったので，基本を学びたい！
- これまで以上に細胞培養と向き合い，チームを率いてプロジェクトを成功に導きたい！

そんなさまざまなニーズに応えられるように，本書では細胞培養の基礎知識，具体的な実験手順，培養細胞の特性や注意点など，培養細胞を使って実験を始めるにあたって必要な情報をまとめました。

具体的には，細胞浮遊液の段階希釈による細胞数調整や，培養スケジュールをカレンダーに合わせる方法，など，ほかでは得られないチップスを含めて解説しています。

本書が，細胞培養の世界への扉を開き，あなたの研究や仕事に役立つことを願っています。

本書を手に取ってくださった皆様にお伝えしたいことがあります。それは，細胞培養は，単なる作業ではなく，その背後にある理論やメカニズムを理解することが重要ということです。細胞培養をロジカルに理解することができれば，適切な手順を自分で考えることができ，プロトコールも自然に頭に入るようになると思います。

本書が，皆様の細胞培養の第一歩を支え，さらなる挑戦を後押しする道標となることを心より願っています。

さあ，細胞培養の世界へ，一緒に足を踏み入れてみましょう。

2025年1月

株式会社セルミミック　代表取締役
古江　美保

CONTENTS

1　細胞培養の世界を，ちょっと覗いてみませんか？ 1
　1．細胞培養の基本原則 2

2　培養室に初めて入る 5
　1．靴を履き替える 5
　2．服装 6
　3．手を洗う 6
　4．白衣を着る 7
　5．手袋をつける 7

3　細胞培養の三種の神器 11
　1．培養室にある主な機器類 11
　2．クリーンベンチ／安全キャビネット 12
　3．CO_2インキュベーター 14
　4．顕微鏡 15

4　培養細胞の種類 18
　1．細胞の種類 18
　2．使用するにあたっての課題 21

5　培養細胞を入手する際の注意点 26
　1．細胞入手の流れ 26
　2．入手前の確認事項 27
　3．細胞バンク概要 29
　4．入手先概要 29

6　培養容器 32
　1．培養容器とは 32
　2．表面処理 32

i

3．ディッシュ 33

4．フラスコ 34

5．多層フラスコ 35

6．マルチウェルプレート 36

7．セルカルチャーインサート 37

8．チャンバースライド 38

9．チップス 39

7　眠りから覚めよ，細胞たち 41

1．無菌操作を覚える 41

2．培地の準備 43

3．細胞を解凍する 45

4．細胞密度を調整する 47

5．顕微鏡で観察する 53

6．CO_2インキュベーターに置く 53

7．チップス 53

8　リスクマネジメントな培地交換 55

1．空気の流れを確認する 55

2．細胞を観察する 56

3．ベンチのレイアウトを整える 59

4．培地の準備 60

5．培地を交換する 62

6．細胞を観察する 62

7．チップス 63

9　培養カレンダーを作る 65

1．カレンダーをみる 65

2．細胞増殖曲線とは 68

3．播種密度を考える 69

4．今後のスケジュール 69

10　さあ，いざ，継代しよう 71
1．手順書を準備して材料を確認する 71
2．継代できる状態か確認する 72
3．ベンチの準備 73
4．細胞を分散し，回収・遠心して，播種する 74
5．CO$_2$インキュベーターに静置する 77
6．翌日以降，朝イチに細胞を観察する 77
7．チップス 78

11　普段使いのために，細胞ストックを作製しよう 80
1．あらかじめ準備するもの 80
2．ベンチで準備するもの 81
3．凍結保存液の準備 83
4．細胞を分散・回収，細胞浮遊液を調製 83
5．細胞浮遊液を凍結保存液に入れる 86
6．クライオチューブに入れる 86
7．翌日，クライオチューブを液体窒素タンクに移動させる 87
8．解凍できることを確認する 87
9．凍結ストックの数 87
10．チップス 88

12　コンタミしないための7か条 90
1．コンタミの原因 90
2．培養室の空調の風の流れ 90
3．CO$_2$インキュベーター 91
4．培地は他の人と共用しない 92
5．コンタミしないための操作・7か条 93

13　細胞増殖曲線が必要なわけ 97
1．維持培養のために細胞増殖を把握する 97
2．細胞の増殖速度は細胞密度によって変わる 98
3．血清のロットチェックのための細胞増殖曲線 99

4．品質管理としての細胞増殖測定 99

5．ヒト多能性幹細胞における細胞増殖の把握 100

6．細胞増殖曲線を測るにはどうする？ 101

7．アッセイのための細胞播種密度 102

14　細胞増殖曲線を書く 105

1．実験プランを考える 105

2．準備 108

3．細胞を分散する 109

4．ウェルに播種する 112

5．細胞数を計測する 114

6．グラフを作成する 115

15　『増殖因子のロットチェック』を考える 117

1．実験プランを考える 117

2．プレートデザインを考える 120

3．ロットチェックの実際 FGF-2の活性評価 121

4．ロット差の現実 122

16　試薬の溶解と希釈と添加方法 124

1．試薬を溶かす溶媒の種類と濃度の概要 124

2．DMSO 124

3．β-cyclodextrin（シクロデキストリン） 125

4．エタノール 125

5．アセトン 125

6．4 mM HCl 125

7．添加の方法 126

8．濃度 126

9．FGF-2の活性測定の実際 126

17　無血清培地とは？ 130

1．無血清培養の歴史 130

2．なぜ無血清培地が必要なのか？ 131

3．N2サプリメント 132

4．6 factor 132

5．サプリメントの手作りレシピ 133

18　何のために無血清培地を使うのか？ 140

1．無血清培地を使用する目的 140

2．無血清培地データベース 140

3．基礎研究のための無血清培地 144

4．創薬研究のための無血清培地 144

5．再生医療等製品の製造 145

19　無血清培地に使用する基礎培地 148

1．基礎培地成分 148

2．さまざまな基礎培地 151

20　今さら聞けない間葉系幹細胞の基本 155

1．MSCの概要 155

2．MSCの歴史 155

3．MSCの定義 156

4．ISCTによって定義されている表面マーカー 157

5．その他のマーカー 158

6．未分化マーカーの測定方法 158

7．分化能 158

8．エクソソーム 159

9．培養法 160

10．MSCは老化する 161

21　ヒト多能性幹細胞の基本 164

1．ヒト多能性幹細胞とは 164

2．ヒトES細胞についての指針 164

3．ヒトES細胞由来分化細胞の使用方法 165

v

4．多能性マーカーはない 166

5．未分化マーカー 166

6．多分化能の評価方法 168

7．ラボ内で品質検査が必要 169

22　ヒト多能性幹細胞の培養法 171

1．hPS細胞の培養方法の概要 171

2．hPS細胞の歴史 172

3．フィーダーフリー培養方法 174

4．細胞分散方法 174

5．市販の培地 175

6．フィーダー細胞を用いたhPS細胞の培養プロトコール 176

23　ヒト多能性幹細胞を3カ月以上維持培養，どうする？ 184

1．どのくらい継代維持して良いのか？ 184

2．ジャーナルの投稿規定に書いてあること 184

3．どのタイミングで検査するのか？ 185

4．何を検査するのか？ 186

5．形態変化 189

24　血管内皮細胞の培養 192

1．血管内皮細胞とは 192

2．血管内皮細胞のマーカー 192

3．細胞提供企業 193

4．培養条件開発の歴史 195

5．コーティング 196

6．継代方法 196

25　ケラチノサイトの培養 198

1．ケラチノサイトとは 198

2．ケラチノサイトのマーカー 198

3．培養条件開発の歴史 199

4．カルシウム濃度 200
5．培養条件 200
6．コーティング 202
7．継代方法 202
8．初代培養 204
9．ケラチノサイト提供企業 205

26　どう学ぶ？　細胞を培養する方法 208
1．細胞培養学 208
2．理論の学習 208
3．実践的なトレーニング 212
4．バイオ医薬品に関連する講義・実習 213
5．継続的な学習とアップデート 214
6．学習用バーチャルラボ・ゲーム 214
7．指導方法 215

索引 219

vii

1

細胞培養の世界を，
ちょっと覗いてみませんか？

　細胞培養と言えば，バイオ系のバックグラウンドのある人が専門として担当し，経験が必要で，熟練者じゃないとできない，って思っていませんか？

　実験動物の福祉，研究費削減，再現性の向上，ヒトにおける結果への予測性（外挿性）などの観点から，*in vitro*での研究開発や試験法の開発が進んでいることはご存知かと思います。特に，近年，ヒトiPS細胞の開発や，三次元構造を形成させたミニ臓器・オルガノイド，マイクロディバイス中に細胞を播種して生体機能を模倣させるオルガン・オン・チップなどの技術開発により，その動きはますます加速化していっています。一方，異分野連携による広範囲な領域からの担当者が参画するプロジェクトも多くなってきているかと思います。このような状況下において，お互いを理解していくことはプロジェクトを効率的に推進するためには必要ではないでしょうか。また，専門外であっても，細胞を用いた研究結果や研究環境を正しく把握することが必要な現場も多いのではないでしょうか。

　私が留学していたイギリスでは，ラボの秘書さんがラボの仕事を理解すると事務作業もやりやすいと思うからと，ヒトES細胞の培養を1週間習っていました。また，スタッフがお子さんに自分の仕事を理解してもらいたいからと言って，小学生のお子さんに細胞培養を見学させるようなこともありました。

　異分野連携プロジェクトにおいて，培養細胞の特性をもう少しだけ理解してもらいたい，培養細胞のことがよくわからないのでどう解析したらいいかわからない，と思われている方々も増えてきているのではないかと思います。

　もし，少しでもそう思っているのであれば，細胞培養の世界を，ちょっと覗いてみませんか？　覗いてもらいませんか？

　そして，

- 細胞培養をちょっとだけやってみませんか？
- 細胞培養をちょっとだけ知ってもらいませんか？

長年，さまざまなところで細胞培養を指導する機会があり，いろいろな方を見てきました。その経験から申し上げると，残念ながら経験が長いヒトが細胞培養ができるということは決してありません。長年の経験があっても，ちゃんと培養できていない人たちは多いのです。むしろ，初めての方が上手に培養できることも少なくありません。初めて培養を経験される方でも，多くの場合，3時間程度の実技指導で細胞培養の作業はできるようになります。手が動くかどうかは別の話ですが，理屈さえわかってしまえば，どう作業すればいいのか，どういうことをやっているのか，ほぼ理解していただけます。

　そこで，誰でもできる初めての細胞培養を行うためのポイントをお伝えしたいと思い，本書を執筆させていただくこととなりました。

　お読みいただきたいと私が思っているのは，

1） バイオ系のバックグラウンドがなく，細胞培養を初めてやる
2） 培養細胞を用いたプロジェクトに参加することになり，少しだけ培養細胞を理解しておきたい
3） 培養細胞を用いたプロジェクトを管理する立場になった
4） 培養細胞を使った研究をしていて，バイオ系ではない人たちと一緒にプロジェクトをやることになった

という方々です。つまり，初めて細胞培養を始める方，ちょっとやってみる方，そういうヒトたちに教える方を対象としています。

　さて，細胞培養ってなんでしょう？

　一言でいうと，培養細胞は，生体の一部を取り出して，シャーレ等に入れて，栄養を与えながら育てることです。

1．細胞培養の基本原則

　「細胞培養の基本原則」としての5か条を2017年に国内のヒト幹細胞研究や細胞培養を専門とする有識者からなるワーキンググループによりまとめました[1]。

第一条：培養細胞は生体の一部に由来することを認識すること
第二条：入手先の信頼性，使用方法の妥当性を確認すること
第三条：培養細胞への汚染を防止すること

第四条：培養細胞の管理・取扱い記録を適切に行うこと
第五条：培養作業者の健康と安全，周囲環境への配慮を行うこと

　それぞれについて簡単にご説明します。

「培養細胞は生体の一部に由来することを認識すること」

　培養細胞は，ヒトや動物の組織の一部を取り出しています。

● 　ヒトや動物の顔が違うように，個体によっても差が出ます。
● 　もちろん，どこの組織から取ってきたかにより，その性質も違います。その
　　ため，さまざまなバリエーションがあります。
● 　ストレスを与えると性質も変化してしまうことがあります。

「入手先の信頼性，使用方法の妥当性を確認すること」

　上記のように，培養細胞は，ヒトや動物の組織の一部を取り出していますので，
どのように取り出して増えてきた細胞か，使用し始める前に，確認が必要となり
ます。

● 　まずは，法律や研究倫理上，問題がないかを確認する必要があります。
● 　また，残念なことですが，細胞の取り間違いは，いまだ世界中に存在します。
　　信頼できる細胞を入手することが最初の一歩です。誰が培養したかわからな
　　い隣の部屋の冷凍庫からいただくということは決してやってはいけません。
　　隣の部屋で誰かが培養していても，信頼できる細胞バンクや細胞供給企業か
　　ら，できる限り改めて入手することが望ましいです。企業から入手の場合，ど
　　のような品質管理がなされているのか，確認が必要な場合もあります。

「培養細胞への汚染を防止すること」

　COVID-19（新型コロナウイルス感染症）の蔓延で，ウイルス等についての知
識が深まった方も多いかと思います。私たちはウイルスを持っていることがあり
ます。培養細胞は生体から取り出しているため，感染している可能性もあります
し，外から侵入する微生物に対して抵抗力がありません。ウイルス，バクテリア，
カビなどが培養している細胞に入らないよう，さまざまな工夫が必要です。

「培養細胞の管理・取扱い記録を適切に行うこと」

　どのように作業をしたか，記録をしておくことは，管理，再現性，信ぴょう性の観点からとても重要です。そのため実験ノートというものを書きます。とはいえ，実際，現場で作業をしながら記録を取るのは，一苦労です。近年では電子ノートも使われるようになってきていますが，使用料が高額となるため，なかなか手を出せない人たちも多いと思います。テンプレートを作るなど，現場で記録しやすくするようさまざまな工夫を行うと良いでしょう。発明の記録として活用されることもあります。したがって，管理者による承認，事務方によるノートの保存管理などの課題も出てきています。

「培養作業者の健康と安全，周囲環境への配慮を行うこと」

　前述したように，培養細胞は，生体の組織の一部を取り出しています。もし，その生体がなんらかのウイルスに感染していた場合，培養細胞にもウイルスが引き継がれている可能性があります。公的細胞バンクなどでは，ヒトに感染性のあるウイルス等について検査を行っています。しかし，すべてではありませんし，未知なるウイルスが感染している可能性は否定できません。細胞培養を行う場合には，その可能性を踏まえた上で，作業者の安全を担保するような作業，環境を整備する必要があります。また，そういう細胞を扱った後の器具や廃液なども適切に処理して，周囲に拡散しないように対応が必要です。

　また，ウイルスだけでなく，発がん性のある物質などを細胞に作用させるようなこともあります。この場合も，作業者の安全を確保するとともに，周囲に拡散しないように対応が必要です。つまり，ゴミの捨て方は，とても重要です。各地方自治体，また，機関によって，ルールが異なる場合も多いため，ゴミを作る前に，確認が必要です。

　以上が細胞培養の作業を行う前に，まずは理解しておいていただきたい基本原則となります。概要をつかんでいただけましたでしょうか。

　できれば，「細胞培養における基本原則の提案」の本文を読んでいただけると幸いです。

■参考図書
　1）組織培養研究 Vol. 36（2017）No. 2 p. 13-19

2

培養室に初めて入る

　細胞培養室に入ったことがない方は，培養室は怖いところだと思っている方が多いようです。「いろいろお作法があって，知らないで入ったら怒られますよね」，と言われました。

　COVID-19（新型コロナウイルス感染症）蔓延の状況で外から帰ってきて，手を洗わず台所に入ってきて家人に怒られたという方々もいらっしゃるのではないでしょうか。また，花粉の季節，外から着てきたコートを脱がずにそのまま部屋に入り，しばらくくしゃみをしてしまう，という経験をされた方もいらっしゃるかと思います。

　これと同じで，培養室に外界からの埃，ウイルス，細菌，カビなどを持ち込んでほしくないのです。私たちの体は硬い皮膚に守られ，ウイルスや細菌は侵入しないようになっています。また，侵入したとしても，これらの敵と免疫細胞が戦って守ってくれます。培養細胞は，生体の一部から取り出してきたものですが，皮膚のようにプロテクトしてくれるものがありません。免疫細胞もいません。ですから，私たちヒトが，培養細胞を外界から守ってあげる必要があります。

　では，弱い培養細胞を外界から守って育てている部屋に入ってみましょう。

1．靴を履き替える

　培養室に入る手前や入ってすぐのところで靴を履き替えます。土足についている土にさまざまな細菌やウイルスが付いている可能性があります。床に微生物などが付いてしまうと，そこから風が吹きあがってベンチ内やインキュベーターに入ってしまう可能性があります。外界の微生物や埃はできるだけ，培養室内に持ち込まないようにします（図2-1）。

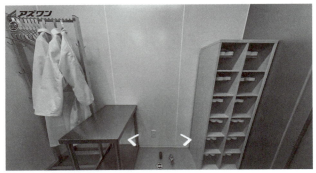

図2-1　培養室のエントランス
培養室の前室に室内用の靴箱と白衣がセットされている例（アズワン株式会社殿町ソリューションリサーチラボのバーチャルラボ）

2．服装

　培養室に入ったら，白衣を着て，手袋をして，マスクをします。白衣をすぐに着られるように上着は外で脱いでから入ります。培養室の前室にロッカーがある場合もありますが，ジャケットなどは居室で脱いでから培養室に行きましょう。また，できればセーターのような埃が立ちやすいものは避けるほうが望ましいです。さまざまな機器がありますので，室温は20～25℃ぐらいに設定されています。冬などであっても薄着のほうが良いでしょう。

3．手を洗う

　培養室に入ったらまず手を洗います。70％エタノールで無毒化できるようなSARS-CoV-2だけでなく，エタノールに耐性のノロウイルスも手についているかもしれません。ハンドソープをたっぷりつけてしっかり泡立て，20秒以上両手をしっかりこすり合いながら手を揉み洗いして，流水で15秒以上洗い流します[1~3]。十分洗ったら，水道の蛇口のレバーが自動ではない場合，肘で止めて，ペーパータオルでしっかり手を拭きます。ねじるタイプの蛇口であれば，ペーパータオルをもって直接ハンドルを触らないようにして栓を締めましょう。
　ただ，手術室ではないので，不必要にさまざまなものを触ったりしなければ，手を上にあげる必要はありません。

2　培養室に初めて入る

4．白衣を着る

　実験用白衣を着ます。クリーンルームでなくても，無塵衣の白衣を使用している培養室も増えてきているのではないでしょうか。薬品耐性があり，透過しにくく，埃が立ちにくく，また，埃が付きにくい生地で縫い目から透過しないような縫製になっていると良いと思います。また，前がきちんと閉められ，袖口が絞れるものが良いと思います。

5．手袋をつける

　昔は，初心者は手袋をしないほうがよいと言われていました。ですが，昨今，バイオハザードの観点から哺乳類由来の細胞を取り扱う場合，手袋は必須です。

　手袋は，パウダーフリーのものを使用します。材質は，主に，

- ●ラテックス
- ●ニトリルゴム
- ●ポリ塩化ビニル（PVC）
- ●ポリプロピレン

のものがあります（**図2-2**）。

　天然ゴム（ラテックス）にアレルギーがある人もいますので[4, 5]，素材はいくつかそろえておいたほうが良いでしょう。ラテックスだけでなく，ニトリルゴムにも接触性皮膚炎を発症する人がいます。実は筆者がその例で，プラスチック手袋を使用しています。ただ，プラスチック手袋は伸縮性には劣るので，指先が余らないサイズを選ぶ必要があります。

　サイズは，一般的には，S，M，Lですが，エクストラS，エクストラLがある製品もあります。確実に作業するために，指先が余らないようフィットするサイズのものを選びましょう。

　手袋をしっかりはめたら，70～80％程度のエタノールで手袋した手を両手に合わせてこするようにして，消毒します。

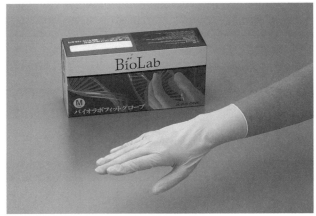

図2-2 手袋
(1)：ラテックス手袋(天然ゴム成分を含む)
　　天然ゴム製品は医療用に広く使用されていますが，天然ゴムにアレルギーがある人もいるため手袋をする際には注意が必要です。

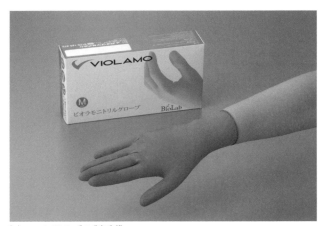

(2)：ニトリルゴム製手袋
　　ラテックスと同様に伸縮性がある合成素材。天然ゴム製品にアレルギーのある人は，こちらを使用したほうが良いでしょう。

2 培養室に初めて入る

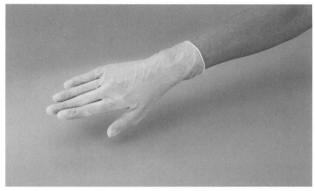

(3)：プラスチック手袋
　ラテックス，ニトリルゴムにアレルギーがある場合は，プラスチック手袋を使用すると良いでしょう。伸縮性はやや劣るので，指先が余らないサイズを選ぶ必要があります。

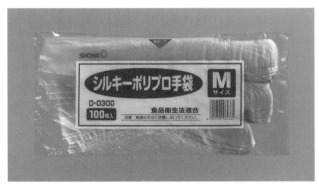

(4)：ポリプロピレン手袋
　伸縮性はあまりないですが，安価なので，簡単な作業の際に使用しています。

　以上で，培養室に入って作業する準備ができました。ちょっと入って何か見せてもらう，あるいは，作業するだけでも，これらのことを基本として入室すれば，培養室にいる人たちに煙たがられることはないと思います。ぜひ，基本作業として理解しておいていただけると幸いです。

謝辞　製品画像，ならびに培養室の画像について，アズワン株式会社よりご提供いただきました。ここにお礼申し上げます。

9

■参考図書

1) WHO Guidelines on Hand Hygiene in Health Care：First Global Patient Safety Challenge Clean Care Is Safer Care. Geneva：World Health Organization; 2009. PMID：23805438.

2) Hammond PS. Will we ever wash our hands of lubrication theory? Phys Fluids (1994). 2021 Aug；33(8)：081908. doi：10.1063/5.0060307. Epub 2021 Aug 17. PMID：34471336；PMCID：PMC8404380.

3) 山本 恭子，鵜飼 和浩，高橋 泰子，手洗い過程における手指の細菌数の変化から見た有効な石鹸と流水による手洗いの検討，環境感染，2002，17巻4号，p.329-334

4) 赤澤 晃，ラテックスアレルギー安全対策ガイドライン2013
—ここだけはおさえておきたいラテックスアレルギー—，アレルギー，2015, 64巻5号，p.700-702

5) 飯島 茂子，沼田 充，佐々木 和実，ニトリルゴム手袋によるアレルギー性接触皮膚炎 —原因抗原としてのエチルイソチオシアネートおよびブチルイソチオシアネートの可能性—，アレルギー，2020，69巻8号，p.669-677

3 細胞培養の三種の神器

　培養室には，細胞を育てたり，育った細胞を処理したりするためのさまざまな機器があります。そのなかでも，細胞を育てるための必須の機器があります。初めて培養室に入る方々にも理解しておいていただきたい機器をご紹介します。

1．培養室にある主な機器類

　培養室には，さまざまな機器が設置されています（図3-1）。なかでも三種の神器ともいえる3つの機器があります。
- クリーンベンチ（あるいは安全キャビネット）
- CO_2インキュベーター
- 顕微鏡

　他のものはなんとかなっても，この3つだけは，ないと細胞培養ができません。
　上記以外には，
- 遠心機
- 冷蔵庫
- 冷凍庫
- プラスチック製品を入れるラック

などがあります。

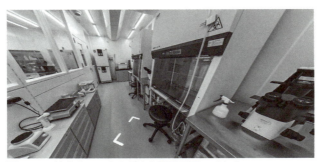

図3-1　培養室にはさまざまな機器が置いてある
　　　　アズワン株式会社殿町ソリューションリサーチラボのバーチャルラボからの画像

２．クリーンベンチ／安全キャビネット

　私たちの体は，皮膚や免疫細胞で守られていて，ウイルスや細菌から守られています。しかし，培養細胞には皮膚もありませんし，免疫細胞もいません。そのため，培養細胞を扱う際には，ウイルスや細菌から細胞を守るような作業が必要です。培養細胞は滅菌されたシャーレやフラスコなどのプラスチック容器のなかに入れますが，これらの蓋を開ける際，細菌が入らないようにします。細菌が入らないように操作するための作業をするスペースがクリーンベンチあるいは安全キャビネットとなります。

クリーンベンチと安全キャビネットでは何が違うのか

　どちらもHEPAフィルターと呼ばれるフィルターを通してろ過された空気を庫内に吹き出させ，庫内を無菌状態にして作業することができます。

クリーンベンチ

　HEPAフィルターでろ過された空気が装置の背面あるいは上部から作業面を通過し，風は外に向かって流れます。庫内の排気が作業者を含む室内に流れます。そのため，遺伝子組換え生物や病原体を扱うことはできません。仮に感染性のウイルスなどを扱うと，作業者が汚染された空気にさらされることになります。

安全キャビネット

　HEPAフィルターでろ過された空気が上部から作業エリアを通過して吸い込み口へ流れ，HEPAフィルターでろ過されて庫内へと循環するか，外気に排気されるなどして，作業者のいる室内には流れません。庫内は陰圧となり，庫内の微生物が漏れ出すことがないため，遺伝子組換え生物や病原体を扱うことが可能です（図3-2）。

ヒト由来培養細胞は安全キャビネットで取り扱う

　ヒト由来培養細胞や組織には，検出限界以下あるいは未知なるウイルスや感染性物質あるいは不定型な物質が存在する可能性があることが指摘されています。そのため，バイオセーフティレベル２（BSL2）以上での取り扱いが推奨されています[1]。ヒト由来培養細胞を取り扱う場合には，安全キャビネットでの取り扱い

が推奨されています。

庫内には埃を持ち込まない
　クリーンベンチや安全キャビネット内の空気が流れていないとき（稼働していないとき）は，そこはただの箱でしかありません。作業し始める前に庫内をきれいにします。
- まず，使い始める前に，殺菌灯を30分から1時間程度つけておきます。
- 前面のガラスの前面シャッターを開けたら，ファンを15分程度回し，庫内の空気がきれいになるのを待ちます。
- ベンチ上を隅々まで70％エタノールで清拭します。
- せっかくHEPAフィルターを使ってろ過した空気が流れているのですから，この庫内には埃を持ち込まないようにします。つまり，庫内で作業するために必要な培地のボトル，プラスチック製品や器具を入れる際には，70％エタノールで清拭してから庫内に入れます。
- 70％エタノールで清拭する際に使用するのは，拭き取り後も繊維が目立たない紙ワイパーやガーゼが良いです。脱脂綿の場合にはたっぷりとエタノールに浸して使用しないと繊維が残ってしまうことがありますので気をつけます。

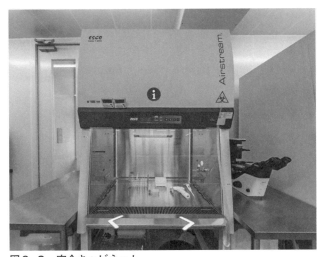

図3-2　安全キャビネット
アズワン株式会社殿町ソリューションリサーチラボのバーチャルラボ

3. CO_2インキュベーター

　CO_2インキュベーターは，細胞を安定に育てるための保温・加湿箱です（図3-3）。培養細胞は，シャーレやフラスコなどの培養容器のなかに培地を入れて育てます。

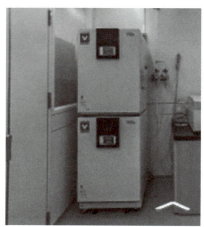

図3-3　CO_2インキュベーター
アズワン株式会社殿町ソリューションリサーチラボのバーチャルラボ

温度は37℃

　一般的に哺乳類の体温は37℃前後のため，温度を37℃に保つよう制御されています。

湿度は95％

　培養容器中の培地が蒸発してしまうと，培地が濃くなってしまい，細胞にダメージを与えてしまいます。培地が蒸発しないように，インキュベーターの底面に加湿バットを置いて湿度を95％に保ちます。加湿バットに入れる水は，蒸留水などをオートクレーブして使用します。防腐剤を入れることもありますが，蒸発する可能性のある防腐剤は，細胞によっては影響を受ける場合もあります。個人的には，0.1％のEDTAをお薦めしています。

3 細胞培養の三種の神器

CO₂濃度は5％

　私たちの体の体液はpH＝7.40±0.05に保たれています。細胞を培養するための培地のpHも7.4前後に調整されています。容器のなかの培養細胞が育っていくと，栄養分を代謝して培地中に乳酸などの有機酸を排出してpHが下がっていきます。

　37℃のインキュベーターに設置して細胞が育っていく際に，pHが7.4前後に保たれるように，HEPES（2-［4-（2-Hydroxyethyl）-1-piperazinyl］ethanesulfonic acid）や炭酸水素ナトリウム（重炭酸ナトリウム，$NaHCO_3$）などの緩衝剤が添加されています。

　庫内のCO_2濃度を5％に調整することで培地中の炭酸イオンHCO_3^-と庫内CO_2ガスとの平衡を維持するので，培地のpHを7.4前後に維持することができます。培地の種類や細胞によっては，CO_2濃度を10％にする場合もあります。

　インキュベーターにCO_2が共有できない環境で一時的に培養する場合には，炭酸水素ナトリウム不含の培地を使用します。

4．顕微鏡

　網膜上皮細胞やメラノサイト，赤血球などは色素が沈着しますが，一般的な培養細胞は無色透明です。細胞を培養する際，細胞が健康か，どのくらいに増えたのか，観察する必要があります。そのため無色の細胞を観察するための装置が必要となります。

倒立顕微鏡

　生きた細胞は，シャーレやフラスコなどに培地を入れたまま観察するため，一般的にはレンズが下から上向きに設置され，下から観察する構造になっています。これを倒立型の顕微鏡（図3-4）といいます。

15

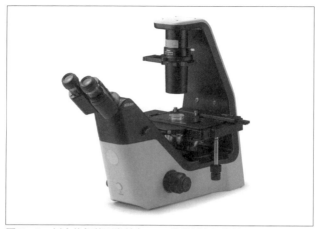
図3-4　倒立位相差顕微鏡（ニコン培養倒立顕微鏡ECLIPSE Ts2）

位相差観察

　ほぼ無色で透明な細胞は，色と明るさが周辺と差が少ないので，通常の光学顕微鏡を直接覗いた場合，ヒトの目では細胞の形や細胞内の核などを認識できません。細胞は微妙に異なる屈折率をもつ微細構造でできているため，そこを光が通ると位相差が生じます。これを位相板によって強調し，コントラストの差としてヒトの目にも見えるよう工夫されたものを位相差顕微鏡といいます[2]。位相差顕微鏡は，特殊なリング絞りと位相リングがコンデンサーレンズと対物レンズにそれぞれ取り付けられています[3]。

位相差用対物レンズ

　位相差顕微鏡の対物レンズは，位相リング付き位相差専用対物レンズとなっています。一般的には，×4，×10，×20の位相差専用対物レンズを使用します。

リング絞り（位相差コンデンサー）

　コンデンサーターレット（コンデンサースライダー／リング絞りスライダー／Phスライダー）を各対物レンズに対応したリング絞りになるようにセットします。

ステージ

　顕微鏡のステージには，培養細胞が入った培養容器を置きます。観察した後は，

培地交換など安全キャビネットやクリーンベンチに入れて培養操作をしたり，あるいはCO_2インキュベーターに戻します。そのため，このステージが汚れないように注意します。通常の操作で汚れることはないと思いますが，万が一，培地をこぼした場合には，すぐに70％エタノールで清拭します。また，細胞をCO_2インキュベーターから出してしまうと，温度が37℃から室温に下がってしまい，細胞にダメージがある場合があります。そのため，ヒーターの入ったガラスプレートをステージの上に置くこともありますが，プレートを傷つけないように気をつけます。いずれにしてもできるだけすばやく観察して次の作業に移るか，CO_2インキュベーターに戻すように心がけます。

　顕微鏡は精密機器です。乱暴に扱ったり，落としたりすると壊れてしまいます。机の上に置いてあることが多いので体や手が当たらないように気をつけましょう。ここでは初めて培養される方のための簡単な説明しか記載していませんが，顕微鏡観察についての詳しい内容は，書籍「本当に知ってる？ 細胞を培養する方法」（第4章 細胞を本当に見ていますか？，古江美保／編著，じほう）[4]をご参照いただければ幸いです。

　顕微鏡は，各メーカーで用語などが違うことも多いため，使用する前に，取り扱い説明書を読んでおくことをお薦めします。

　培養室の三種の神器のそれぞれの役割をご理解いただけましたでしょうか？ それぞれの機器の意味を理解しておいていただけると幸いです。

謝辞　バーチャル培養室の画像について，アズワン株式会社よりご提供いただきました。ここにお礼申し上げます。

■参考図書
1) Biosafety in Microbiological and Biomedical Laboratories 5th Edition 2009
2) 組織培養の技術第二版，3-5位相差顕微鏡による形態観察と写真撮影，p.36-41
3) 株式会社ニコンホームページ：さらに理解を深めるための顕微鏡知識，位相差観察とは
   https://www.nsl.nikon.com/jpn/learn-know/microscope-abc/learn-more-microscope/about-phase-difference-observation
4) 古江美保／編著「本当に知ってる？ 細胞を培養する方法」第4章 細胞を本当に見ていますか？，じほう，2019

4
培養細胞の種類

　細胞培養で培養する細胞にはどんなものがあるのでしょうか？　正しい細胞を適切に使用する必要があります。実は，細胞の取り間違えやクロスコンタミネーションは，現在においても多く発生しています[1~4]。そのため，ジャーナルへの論文投稿時には使用した細胞の入手情報や細胞認証が求められるようになってきています。また，ヒト由来細胞を使用するにあたっては倫理委員会での審査が必要な場合もあり，ドナー細胞の入手方法が正当であるかどうかなどについても，確認が求められます。培養細胞に関するデータの取り扱いにかかわるのであれば，実際に細胞培養を担当していなくても，その使用について責任範囲が及びます。そのため，使用する細胞やその入手方法は，培養担当者ではなくても，その研究の関係者の方々にも理解していただくことをお薦めします。

　そこで本項では，培養細胞の種類についてご紹介します。

1. 細胞の種類

　細胞培養に用いる細胞は，接着する細胞か，浮遊する細胞かによって作業は大きく違います。ですが，研究するうえにおいては，むしろ，不死化細胞株，有限増殖細胞株，初代培養細胞，幹細胞，多能性幹細胞由来分化細胞という分類が重要になってきます。

　利用できる細胞の種類やその利用にあたっての注意点については，2018年に「創薬のための細胞利用技術の最新動向と市場」[5]にまとめました。もう少し詳しく知りたい方はこちらをご一読いただけると幸いです。

①不死化細胞株

1）がん細胞株：がん細胞は生体内で無限に増殖する細胞ですが，試験管内で繰り返し継代（植え継ぎ）して，安定した形質を示し，自己複製する細胞株は，HeLa細胞をはじめとして多く樹立されています。生体内での遺伝子特性を反映していない場合もありますが，in vitroで安定した形質と増殖を示すことから，多くの基礎研究やスクリーニング，化学物質の評価などに利用されています。

2) 不死化細胞株：がん細胞や幹細胞以外の生体の細胞は無限に増殖することはできません。しかし，細胞がなんらかの原因により形質転換することで，不死化して無限に増殖できるようになった細胞を不死化細胞株といいます。培養中に自然に突然変異することもありますが，試薬やウイルス感染，また，ウイルス遺伝子やテロメアの長さとゲノムの安定性の維持に働くテロメア逆転写タンパク質（TERT）[6]の導入などにより不死化されています。

②有限増殖細胞株

ある程度の安定した形質を持ちつつ細胞増殖はできるものの，最終的には細胞老化して増殖が止まってしまう細胞種です。WI-38細胞[7]やMRC5細胞[8]などの線維芽細胞などがあります。

③動物組織由来正常細胞

以前は，実験者が動物から採取して培養するしか方法はありませんでしたが，近年は，マウスやラットの各種臓器などの初代培養細胞が多くの企業から提供されています。多くの場合，専用培地もキット化されて販売されています。

④ヒト組織由来正常細胞

以前は，皮膚からの線維芽細胞やケラチノサイトが主でしたが，近年は，ヒト組織の取り扱い方についての考え方が整備されつつあり，組織バンク，バイオバンクが設立されています。欧米ではバイオバンクの整備が充実しており，アカデミアのみならず，民間のバイオバンクも医療機関と連携してグローバルに展開しています。これらバイオバンクから入手した組織から培養した初代培養細胞も多くコマーシャルに提供されています。日本においては使用条件はあるものの，研究開発に使用できる環境が整いつつあります[9]。アカデミアの基礎研究用途の場合にはライセンスが不要な場合が多いですが，企業あるいは，企業の商業使用においては多くの場合ライセンスが必要となります。

⑤ヒト初代培養がん細胞

従来より広く使用されていたがん細胞株は，安定した形質を持つやや均一な集団となっています。そのため，ドナー患者の生体内での環境にいた形質とは異なることが多く，生体内でのがんの多様性を反映していないといわれています[10]。

そこで，近年，がん患者組織より摘出したがん細胞を2〜3代継代しただけの細胞が提供されるようになってきています。

上記同様にライセンス契約が必要です。

⑥間葉系幹細胞

動物由来のみならず，ヒトの骨髄，脂肪，臍帯血由来の間葉系幹細胞が細胞バンクや企業から提供されています。有限増殖のため，老化します。不死化された間葉系幹細胞[11]も細胞バンクなどにリストされています。

ヒト由来の場合，上記同様にライセンス契約が必要な場合があります。

⑦胚性幹（ES）細胞

マウスES細胞[12]は細胞バンクや企業から提供されています。

ヒトES細胞[13]については，各国でその樹立，分配，使用について，法律や指針があり，限られたところから提供されています。日本における使用にあたっては，「ヒトES細胞の使用に関する指針」[14]に則り，使用要件を満たした機関のみが各機関の倫理審査委員会の承認を経て文部科学省に届け出を行い，受理されて，細胞の分配を受けることができます。

無限増殖しますが，近年，長期継代による形質の変化が問題となっており，限られた継代数内で使用することが推奨されています[15〜17]。

⑧人工多能性幹（iPS）細胞

マウスiPS細胞株[18]も提供されていますが，ドナー細胞から作製受託を受けるサービスも行われています。

ヒトiPS細胞株[19]も，さまざまなところから提供されています。作製受託サービスも，アカデミアや企業が行っています。ドナー間による特性の差があることから，さまざまなドナー由来のiPS細胞株をセットで販売している企業もあります。2007年に欧州ヒトES細胞登録サイトとしてドイツに設立されたhPSCreg[20, 21]では，ヒトiPS細胞も企業を含めて15機関と連携して細胞情報を登録し，公開しています。使用したい細胞株がある場合にはこちらを検索すると，その入手先や特性などを知ることができます。

京都大学のiPS細胞に関する特許を使用して作製された細胞の場合は，入手元とは別途同意，あるいはライセンス契約が必要となります[22]。

4 培養細胞の種類

⑨疾患特異的iPS細胞

疾患のメカニズムの研究や創薬研究への活用を目的として，疾患患者から採取した細胞からiPS細胞を作製して分配する疾患特異的iPS細胞バンクは，米国，英国，EU，日本，中国，韓国で設立されています[23]。公的補助金を受けている機関がほとんどですが，民間企業が運営しているバンクもあります。

また，バイオバンクや医療機関と提携して疾患特異的iPS細胞作製受託サービスも，アカデミアや企業により行われています。

⑩多能性幹細胞由来分化細胞

上記のiPS細胞バンクや疾患特異的iPS細胞バンクでは営利目的での使用も可能なバンクもあり，入手したiPS細胞からさまざまな神経細胞，心筋，血管内皮細胞，肝細胞，β細胞，間葉系幹細胞などへ分化させた細胞が提供されています[24]。分化誘導方法は，試薬などでステップ バイ ステップに分化誘導させる系や，遺伝子導入などでダイレクトに分化誘導させる方法などさまざまです。

2．使用するにあたっての課題

さまざまなバンクや企業から細胞が提供されるようになり，ユーザーとしては選択肢が増えるメリットがありますが，一方で使用するにあたっての課題も増えることになります。品質，形質や機能，知的財産権などを含む使用制限，倫理的対応，その細胞の培養に必要な培地の供給の安定性なども含めて，使用する細胞を検討する必要があります。

①品質管理

大きな公的バンクからの入手の場合には，マイコプラズマのような微生物汚染や，HIV，HBV，HCV，HTLV-1などの病原体の感染の有無などはチェックされていることがほとんどです。しかし，検査を実施していない場合もあります。また，ドナーが感染初期のため検出限界以下の場合もあります。使用するにあたっては，これらの基本的な品質管理がなされているかを事前に確認する必要があります。また，iPS細胞や同細胞由来分化細胞の場合，iPS細胞の樹立や分化に使用されたウイルスが残存していることもあります。残存の否定試験を行うか，残存している前提で使用することになります。

いずれにしても，株化細胞であっても，ヒト由来細胞の場合は，未知のウイル

スや病原体が存在している可能性があることから，バイオセーフティレベル2（BSL2）の試料として取り扱うことが推奨されています。

②ライセンス

　基本的に培養細胞には知的財産権が存在しています。ヒトES細胞やiPS細胞だけでなく，他の細胞種にもライセンス契約が必要な場合があります。アカデミアで，基礎研究用途の場合は不要でも，応用研究以降はライセンス契約が必要になる場合もあります。企業では，用途を問わず契約が必要な場合や，また，目的用途が限定されている場合もあります。使用を開始するにあたっては，同じ機関内であっても，部署が異なる場合には，新しく入手する手続きを行い，使用条件を改めて確認することをお薦めします。

③倫理審査

　各国でヒト組織の取り扱いに係る指針や法律が整備されています。ヒト組織提供者であるドナーの同意を得たうえで入手され，また，個人情報は匿名化されています。ドナー情報は多くの場合，連結不可能匿名化されていますが，疾患患者由来組織については，連結可能匿名化されている場合もあります。市販されている細胞では，倫理審査が不要な場合が多いですが，特殊な疾患の場合や新規のiPS細胞の場合は，倫理審査委員会での確認や審査が必要な場合もあります。細胞種によっては，使用者や使用目的が制限されている場合もあります。同じ機関内であっても，部署が異なる場合には，倫理審査が必要な場合もあります。

④ドナー間の差

　ヒトES/iPS細胞では，ドナー間による差があることが報告されています[15, 25, 26]。そのため，基礎研究を行う場合は複数ドナー由来のヒトES/iPS細胞株を比較検討することが求められます。複数ドナー由来iPS細胞をセットで提供している企業もあります。一方，創薬においては，複数ドナー由来iPS細胞由来分化細胞を並べて*in vitro*臨床試験パネルとして活用する研究も進められています[27]。

　ヒト初代肝細胞では，その細胞生存率や薬物代謝能は，遺伝子多型の他，ドナーの年齢，既往歴，飲酒・喫煙・薬物使用歴などの生活習慣の影響を受けるといわれています[28]。そのため，複数ドナーの肝細胞をプールして提供する企業もあり

ます。

　一方，がん初代培養の場合は，前述したように多様性を維持し，ドナーの遺伝的背景を反映するため，個別化医療への応用が期待されています[9]。

　培養細胞の種類については，組織系による分類で説明されることが多いかと思います。本項では，細胞入手という観点から考えた培養細胞の種類についてご紹介しました。生物系のバックグラウンドではない方には少し難しいかもしれません。ですが，ご自身が関与されている細胞が，どの系に属するものなのか，概要をご理解いただければ幸いです。

■参考文献

1) Nelson-Rees WA, Daniels DW, Flandermeyer RR. Cross-contamination of cells in culture. Science. 1981 Apr 24 ; 212(4493) : 446-52. doi : 10.1126/science. 6451928. PMID : 6451928.

2) Freedman LP, Gibson MC, Wisman R, Ethier SP, Soule HR, Reid YA, Neve RM. The culture of cell culture practices and authentication--Results from a 2015 Survey. Biotechniques. 2015 Oct 1 ; 59(4) : 189-90, 192. doi : 10.2144/000114344. PMID : 26458546.

3) Pamies D, Leist M, Coecke S, Bowe G, Allen DG, Gstraunthaler G, Bal-Price A, Pistollato F, de Vries RBM, Hogberg HT, Hartung T, Stacey G. Guidance document on Good Cell and Tissue Culture Practice 2.0 (GCCP 2.0). ALTEX. 2022 ; 39 : 30-70. doi : 10.14573/altex.2111011. Epub 2021 Dec 9. PMID : 34882777.

4) Dirks WG, Capes-Davis A, Eberth S, Fähnrich S, Wilting J, Nagel S, Steenpass L, Becker J. Cross contamination meets misclassification : Awakening of CHP-100 from sleeping beauty sleep-A reviewed model for Ewing's sarcoma. Int J Cancer. 2021 Jan 18. doi : 10.1002/ijc.33474. Epub ahead of print. PMID : 33460449.

5) 古江美保，関野祐子（監修）「創薬のための細胞利用技術の最新動向と市場」，シーエムシー・リサーチ，2018

6) Bodnar AG, Ouellette M, Frolkis M, Holt SE, Chiu CP, Morin GB, Harley CB, Shay JW, Lichtsteiner S, Wright WE. Extension of life-span by introduction of telomerase into normal human cells. Science. 1998 16 ; 279(5349) : 349-52. doi : 10.1126/science.279.5349.349. PMID : 9454332.

7) HAYFLICK L, PLOTKIN SA, NORTON TW, KOPROWSKI H. Preparation of poliovirus vaccines in a human fetal diploid cell strain. Am J Hyg. 1962 Mar ; 75 : 240-58. doi : 10.1093/oxfordjournals.aje.a120247. PMID : 13905660.

8) Jacobs JP, Jones CM, Baille JP. Characteristics of a human diploid cell designated MRC-5. Nature. 1970 Jul 11 ; 227(5254) : 168-70. doi : 10.1038/227168a0. PMID : 4316953.

9) AMED ゲノム医療実現バイオバンク利活用プログラム「バイオバンク横断検索システム」https://biobank-search.megabank.tohoku.ac.jp/v2/

10) Mitra A, Mishra L, Li S. Technologies for deriving primary tumor cells for use in personalized cancer therapy. Trends Biotechnol. 2013 Jun ; 31 (6) : 347-54. doi : 10.1016/j.tibtech.2013.03.006. Epub 2013 Apr 16. PMID : 23597659 ; PMCID : PMC3665643.

11) Takeda Y, Mori T, Imabayashi H, Kiyono T, Gojo S, Miyoshi S, Hida N, Ita M, Segawa K, Ogawa S, Sakamoto M, Nakamura S, Umezawa A. Can the life span of human marrow stromal cells be prolonged by bmi-1, E6, E7, and/or telomerase without affecting cardiomyogenic differentiation? J Gene Med. 2004 Aug ; 6(8) : 833-45. doi : 10.1002/

jgm.583. PMID：15293342.

12) Evans MJ, Kaufman MH. Establishment in culture of pluripotential cells from mouse embryos. Nature. 1981 Jul 9；292(5819)：154-6. doi：10.1038/292154a0. PMID：7242681.

13) Thomson JA, Itskovitz-Eldor J, Shapiro SS, Waknitz MA, Swiergiel JJ, Marshall VS, Jones JM. Embryonic stem cell lines derived from human blastocysts. Science. 1998 Nov 6；282 (5391)：1145-7. doi：10.1126/science.282.5391.1145. Erratum in：Science 1998 Dec 4；282 (5395)：1827. PMID：9804556.

14) 文部科学省ライフサイエンス広場　生命倫理・安全に対する取り組み「ヒトES細胞研究・生殖細胞作製研究」
https://www.lifescience.mext.go.jp/bioethics/hito_es.html

15) International Stem Cell Initiative. Characterization of human embryonic stem cell lines by the International Stem Cell Initiative. Nat Biotechnol. 2007 Jul；25(7)：803-16. doi：10.1038/nbt1318. Epub 2007 Jun 17. PMID：17572666.

16) International Stem Cell Banking Initiative. Consensus guidance for banking and supply of human embryonic stem cell lines for research purposes. Stem Cell Rev Rep. 2009 Dec；5 (4)：301-14. doi：10.1007/s12015-009-9085-x. PMID：20016957.

17) Andrews PW, et al. Points to consider in the development of seed stocks of pluripotent stem cells for clinical applications：International Stem Cell Banking Initiative(ISCBI). Regen Med. 2015；10(2 Suppl)：1-44. doi：10.2217/rme.14.93. PMID：25675265.

18) Takahashi K, Yamanaka S. Induction of pluripotent stem cells from mouse embryonic and adult fibroblast cultures by defined factors. Cell. 2006 Aug 25；126(4)：663-76. doi：10.1016/j.cell.2006.07.024. Epub 2006 Aug 10. PMID：16904174.

19) Takahashi K, Tanabe K, Ohnuki M, Narita M, Ichisaka T, Tomoda K, Yamanaka S. Induction of pluripotent stem cells from adult human fibroblasts by defined factors. Cell. 2007 Nov 30；131(5)：861-72. doi：10.1016/j.cell.2007.11.019. PMID：18035408.

20) Seltmann S, Lekschas F, Müller R, Stachelscheid H, Bittner MS, Zhang W, Kidane L, Seriola A, Veiga A, Stacey G, Kurtz A. hPSCreg--the human pluripotent stem cell registry. Nucleic Acids Res. 2016 Jan 4；44(D1)：D757-63. doi：10.1093/nar/gkv963. Epub 2015 Sep 22. PMID：26400179；PMCID：PMC4702942.

21) Mah N, Seltmann S, Aran B, Steeg R, Dewender J, Bultjer N, Veiga A, Stacey GN, Kurtz A. Access to stem cell data and registration of pluripotent cell lines：The Human Pluripotent Stem Cell Registry (hPSCreg). Stem Cell Res. 2020 Jun 27；47：101887. doi：10.1016/j.scr.2020.101887. Epub ahead of print. PMID：32707486.

22) iPSアカデミアジャパン株式会社「ライセンスポリシー」
https://ips-cell.net/j/license/policy.html

23) 文部科学省ライフサイエンス広場　科学技術・学術審議会ライフサイエンス委員会再生・細胞医療・遺伝子治療研究の在り方に係る検討会(第3回)資料1-1「疾患特異的iPS細胞バンク事業の利活用に関する調査」
https://www.lifescience.mext.go.jp/files/pdf/n2266_01.pdf

24) 「6．ヒトiPS細胞由来製品」．『創薬のための細胞利用技術の最新動向と市場』古江美保，関野祐子(監修)，シーエムシー・リサーチ，2018，p.33-50

25) Kajiwara M, Aoi T, Okita K, Takahashi R, Inoue H, Takayama N, Endo H, Eto K, Toguchida J, Uemoto S, Yamanaka S. Donor-dependent variations in hepatic differentiation from human-induced pluripotent stem cells. Proc Natl Acad Sci U S A. 2012 Jul 31；109(31)：12538-43. doi：10.1073/pnas.1209979109. Epub 2012 Jul 16. Erratum in：Proc Natl Acad Sci U S A. 2012 Sep 4；109(36)：14716. PMID：22802639；PMCID：PMC3411998.

26) Yanagihara K, Liu Y, Kanie K, Takayama K, Kokunugi M, Hirata M, Fukuda T, Suga M, Nikawa H, Mizuguchi H, Kato R, Furue MK. Prediction of Differentiation Tendency

Toward Hepatocytes from Gene Expression in Undifferentiated Human Pluripotent Stem Cells. Stem Cells Dev. 2016 Dec 15 ; 25 (24) : 1884-1897. doi : 10.1089/scd.2016.0099. Epub 2016 Nov 8. PMID : 27733097 ; PMCID : PMC5165660.

27) Ingber DE. Human organs-on-chips for disease modelling, drug development and personalized medicine. Nat Rev Genet. 2022 Mar 25 : 1-25. doi : 10.1038/s41576-022-00466-9. Epub ahead of print. PMID : 35338360 ; PMCID : PMC8951665.

28) 荒木徹朗　創薬研究のためのヒト組織由来細胞の利用『創薬のための細胞利用技術の最新動向と市場』古江美保, 関野祐子(監修), シーエムシー・リサーチ, 2018, p.16-19

5 培養細胞を入手する際の注意点

第4項では，培養を行う細胞の種類についてご説明しました。さて，その細胞はどのように入手するのでしょうか？ 本項では，培養細胞の入手方法とその注意点についてご説明します。

1. 細胞入手の流れ

使用する細胞が決まったら，細胞を入手することになります（図5-1）。

①**入手前確認事項**

入手前に確認しておくべき事項があります。
（ア）使用ライセンスが必要か
（イ）倫理申請は必要か

図5-1 細胞入手の流れ

（ウ）ドナー由来の初代培養細胞の場合にはドナーの同意書は確認できているか
（エ）使用制限はあるか
（オ）ウイルス検査やマイコプラズマ検査は行われているか
などを確認します。上記の項目の内容を確認したうえで，機関によっては，機関内承認が必要な場合もあるようです。

②入手日程

　国内から入手の場合には日程をそれほど気にしなくてもいいですが，海外から入手する場合には，受取日などを調整する必要があります。場合によっては入手までに１〜２カ月程度かかる場合もあります。

③保存用液体窒素容器

　保存用液体窒素容器に細胞を入れるスペースがあるかを事前に確認しておきます。細胞はドライアイス詰めか，液体窒素容器に入れて送付されてきます。凍結細胞を受け取ったら速やかに液体窒素容器の気相に保存します。近年，－150℃超低温フリーザーも代用されるようになっています。がん細胞株のなかには，－80℃でも保存可能な場合もありますが，多くの場合，１週間以上－80℃に保存すると細胞の生存率が下がり，培養できなくなります。

④データシートの保存

　凍結細胞にはデータシートが添付されており，ロット番号など重要な情報が記載されています。紙媒体での保存とともに，スキャンして電子ファイルとして保存しておき，実際に培養する担当者やそのデータを使用する関係者にシェアします。

2．入手前の確認事項

①使用ライセンス

　基本的に細胞株には所有権があります。基礎研究用途の場合，ライセンス契約が不要の場合が多いですが，必要な場合もあります。また，以前は不要であっても，所有者が変更となり，ライセンス契約が必要になった細胞株もあります。入手にあたり，その手続きを確認しておくことが必要です。

②倫理申請

（ア）ヒトES細胞：第4項でも説明しましたが，「ヒトES細胞の使用に関する指針」に則り，使用要件を満たした機関のみが各機関の倫理審査委員会の承認を経て文部科学省に届け出を行い，受理されて，細胞の分配を受けることができます。ヒトES細胞から分化させた分化細胞については，多能性の喪失が合理的に推定される細胞であれば，機関の倫理委員会の審査・承認が必須ではありません。なお，ヒトES細胞の使用は基礎研究を行う目的のみに限定されているので，分化細胞を販売することはできても，未分化なES細胞を商品製造のために使用できないので，国内で製造はできないことになります。

（イ）ドナー初代培養細胞：国内の医療機関などから入手した初代培養細胞の場合，倫理申請が必要となります。

③ドナー同意書

初代培養細胞，ヒトES細胞，iPS細胞などは，上記のように国内医療機関から入手した場合，同意書のフォーマットを確認するとともに，その医療機関に同意を得られていることを確認します。これは倫理委員会で求められます。欧米の場合には第三者機関で同意が得られている場合が多いですが，入手前に同意が得られているという文書を確認しておきます。

④使用制限

細胞によっては，基礎研究であっても限定された研究分野でのみ使用が許可されるというものもあります。研究目的に合っているかどうかを確認します。

⑤ウイルス検査・マイコプラズマ検査

ヒトや霊長類由来の細胞について，HIV，HTLV-1などの検査が実施されている細胞もありますが，たとえ検査されて陰性であることが確認されていても，検出限界以下である可能性もあり，また，未知なるウイルスの混入が懸念されます。そのため，ヒトや霊長類由来の細胞については，基本的にはバイオセーフティレベル（BSL）2としての取り扱いが推奨されています[1]。したがって，BSL2を取り扱いできるような設備が推奨されますので，安全キャビネットとオートクレーブが部屋のなかに必要です。

公的バンクから入手する細胞の場合には，マイコプラズマ検査が実施されてい

ますが，コマーシャルベースで販売されている細胞の場合，検査が確認できない場合もあります。その場合は，問い合わせを実施して確認をするか，陽性であることを前提に培養を開始し，自身で検査をします。

以上のように，細胞を使用するにあたっては，確認すべき事項が多くあります。そのため，隣のラボで使用している細胞を「ちょっと頂戴」ともらって培養してしまうことは，たいへん危険であることをご理解いただけたのではないでしょうか。細胞の培養を開始する場合には，たとえ隣のラボが培養していても新規に入手することをお薦めします。

3．細胞バンク概要

細胞を入手する場合，まずは細胞バンクにあるかを検索します。アメリカの民間の非営利生物資源センターATCC（American Type Culture Collection）は，1925年に米国に設立されました[2]。英国公衆衛生局が運営するEuropean Collection of Authenticated Cell Cultures（ECACC）は，1985年に設立されました[3]。

日本では，理化学研究所が1987年に遺伝子，細胞などを中心としたバイオリソース事業として開始しました。また，1995年にはヒューマンサイエンス振興財団が研究資源バンク事業を開始しています。とはいえ，その当時は，まだ線維芽細胞やがん細胞がほとんどでした。がん細胞の種類もそれほど多くはありませんでした。そのため，各研究室で細胞の樹立が行われていました。近年は，さまざまな細胞の入手が可能となりました。例えば，ヒト組織由来正常細胞や初代培養がん細胞が提供されるようになりました。従来より主に用いられていたがん細胞株やマウス由来細胞は，ヒトの生体内での環境を再現することが難しいことが課題でしたが，これらの細胞を用いて創薬研究の臨床予測性を改善する研究が進められています。また，ヒトiPS細胞が発明され，iPS細胞由来分化細胞の提供も行われるようになり，従来では使用できなかったヒト由来心筋細胞や神経細胞が提供されるようになりました。

4．入手先概要

以前は，非営利団体や公的なバンクだけでした。近年，企業からもさまざまな細胞が提供されています。

①非営利細胞バンク

【海外の主なバンク】
　・ATCC
　・ECACC
　ATCCやECACCは，企業や代理店などを通じて入手が可能です。

【国内の主なバンク】
　・理化学研究所バイオリソース研究センター（RIKEN BRC）
　・JCRB細胞バンク
　・東北大学加齢研究所
　そのほかにもバイオ試料がバンク化されており，現在バイオバンク横断検索システム[4]で国内のバイオバンクに保存されている試料を一括で検索できるようになっています。

②企業

　正常組織由来細胞や幹細胞，また，幹細胞由来分化細胞は，さまざまなメーカーが作製・販売しており，それらのメーカーまたはサプライヤーから入手が可能です。2018年に「創薬のための細胞利用技術の最新動向と市場」[5]にまとめましたが，新たに提供を開始されているところもあります。

　入手先の例を下記に記載します。

コスモ・バイオ株式会社
　各種初代培養細胞を販売。

ロンザ株式会社
　各種の初代培養細胞，免疫細胞，組織幹細胞と専用培地を販売。

株式会社ベリタス
　血液細胞，初代培養肝細胞，iPS細胞由来神経細胞と専用培地を販売。

クラボウ
　各種初代培養細胞と専用培地を販売。

PromoCell社（タカラバイオ株式会社）
　各種初代培養細胞と専用培地，間葉系幹細胞と専用培地を販売。

Cellartis（Takara Bio Europe AB社／タカラバイオ株式会社）
　さまざまなドナー由来のiPS細胞のセットと専用培地，ヒトES/iPS細胞由来の各種分化細胞と専用培地，ヒト胎児脳由来神経幹細胞と専用培地を販売。

FUJIFILM Cellular Dynamics, Inc.（富士フイルム和光純薬株式会社）
　各種iPS 細胞由来分化細胞と専用培地を販売。
株式会社リプロセル
　iPS細胞，iPS細胞由来分化細胞と専用培地を販売。また，iPS細胞樹立，ゲ
　ノム編集，分化誘導受託サービスを提供している。
Axol Bioscience社（コスモ・バイオ株式会社から販売）
　iPS細胞由来神経幹細胞や心筋細胞と誘導培地を販売。
エリクサジェン・サイエンティフィック・ジャパン株式会社
　iPS細胞由来各種分化細胞や疾患モデル細胞を販売。

　以上の他にもさまざまなサプライヤー，代理店より細胞が輸入，販売されてい
ますが，上記，例として参照していただければと思います。

　細胞の入手は，細胞培養の最初の大事な作業となります。権利関係や使用条件
などを理解して，使用していただけると幸いです。

■参考文献─────────────────────────────────
1）Biosafety in Microbiological and Biomedical Laboratories 5th Edition　2009
2）About ATCC.
　　https://www.atcc.org/about-us
3）About ECACC.
　　https://www.culturecollections.org.uk/collections/ecacc.aspx
4）バイオバンク・ネットワーク：
　　https://www.biobank-network.jp/
5）古江美保，関野祐子（監修）「創薬のための細胞利用技術の最新動向と市場」，シーエム
　　シー・リサーチ，2018

6

培養容器

　培養を経験したことのない方たちにとって，培養容器は「私の知らない世界」ではないでしょうか。実際，専門外の領域の方々とお話をすると，ディッシュやプレートって何ですか？　と聞かれることがあります。また，培養を初めて行う方々にとっても，ノウハウとして知っておいていただきたいことがあります。そこで本項では，培養容器についてご紹介します。

1．培養容器とは

　培養細胞が生存・増殖するための容器が培養容器といいます。昔はガラス製のシャーレでしたが，近年はほとんどの場合，プラスチック製品が使用されています。細胞が生存するためには無菌である必要がありますので，滅菌されたものを購入して使用します。

　ガラス容器は，洗って繰り返し使用します。洗剤で洗い，蒸留水でリンス後，乾燥させ，乾熱滅菌，あるいはオートクレーブによる滅菌を行って使用します。オートクレーブを使用した場合には，乾燥させてから使用します。

　培養容器には，ディッシュ，フラスコ，プレート，チャンバーがあります。

2．表面処理

　培養細胞には，付着細胞と浮遊細胞とがあります。プラスチック製の培養容器の表面は疎水性のため，接着細胞はほとんど接着することができません。そのため，接着細胞用には表面処理が施されている容器を使用します。逆に接着させないように処理されているものもあります。表面処理の方法は，各社メーカーで異なるため，細胞によってはメーカーを選ぶ場合があります。コラーゲンやフィブロネクチン，ラミニン，poly-L-lysineなどの細胞接着因子のコーティング効果も，メーカーによって異なることがあります。事前に至適濃度の確認をお薦めします。

　また，あらかじめ細胞接着因子をコーティングしてある製品もあります。これらの製品は冷蔵保存や有効期限がある場合もあり，保管や使用には注意が必要です。

3．ディッシュ

　ディッシュは，円形の蓋のついた容器です（図6-1）。シャーレともいわれます。用語として決まっているわけではありませんが，ガラス製の場合はシャーレ，プラスチック製の場合にはディッシュと呼ばれることが多いように思います。一般的には細胞の維持培養に使われますが，コロニーフォーミングアッセイなどのアッセイにも使用されます。

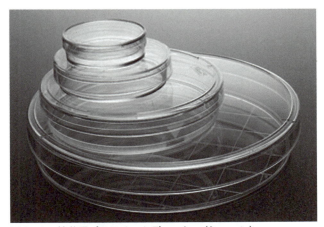

図6-1　培養用プラスチックディッシュ（シャーレ）

①大きさ

　直径が35mmから15cmまであります。その直径を前に付けて，例えば「100ミリディッシュ」，あるいは「10センチディッシュ」と呼ばれます。メーカーにより直径が9cmの場合もありますが，それでも，つい「10センチディッシュ」と呼んでしまっています。

②高さ

　容器の高さは，直径にもよりますが15mm程度になっています。浅めのものでは10mm，深めのものでは20mm以上のものもあります。高さが浅いとディッシュを移動させる際に，培地がこぼれそうになってしまうので気をつけなくてはなりません。培地を多めに入れたい場合には，深めのディッシュを使います。

4．フラスコ

フラスコというと三角フラスコを思い浮かべてしまいますね。以前は三角の形をしたフラスコが多かったように記憶しています。コーニング社様に以前に販売していた製品の画像を提供していただきました（図6-2）。

近年は長方形のものがほとんどのようです。また最近は，角が丸くなっている形状になっている製品もあります（図6-3）。大きさは12.5，25，75，225cm^{2}が一般的に使用されています（図6-4）。

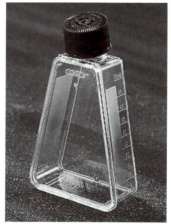

図6-2　現在は販売終了している細胞培養用フラスコ

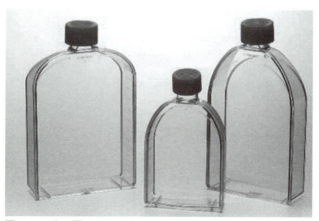

図6-3　なで肩のフラスコ

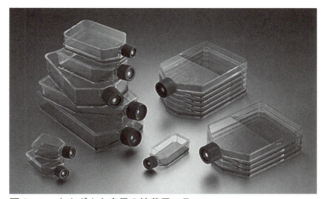

図6-4　さまざまな容量の培養用フラスコ

ベントキャップ：フラスコのキャップの内面にフィルターがついており空気が出入りできます。蓋をきっちり閉めても空気が出入りできます。

プラグシールキャップ：フラスコのキャップに穴がなく，空気が出入りできないタイプのものです。培養する際に，少し蓋を緩めて培養します。うっかり蓋をきっちり閉めてしまい，培地のpHが上がってしまって，細胞が死んでしまうというミスをよく起こしがちです。移動させる際にはきっちり空気を遮断できるメリットもあります。

カントネック：キャップ近くの培養面が傾斜している。

ストレートネック：キャップの装着部からすべて傾斜面がないもの。

アングルネック：キャップの部分だけ傾斜があるもの。

5．多層フラスコ

　近年，培養細胞を大量に使用する機会が増えてきました。通常のフラスコでは作業量が多くなってしまいます。特にワクチン用，抗体医薬品用や細胞治療用の細胞の大量培養には，作業時間とスペースの節約をすることができる多層フラスコが使用されるようになってきています。2層から，少なくとも40層まではあ

るようです（**図6-5**）。培地の容量が大きくなるため，かなり重く，作業者への負担も大きくなります。そのため，多層フラスコを用いた培養のための自動培養装置も販売されるようになってきています。

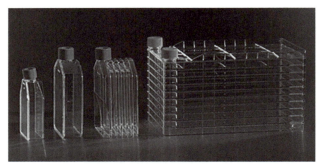

図6-5　右側（オレンジキャップ）：閉鎖系で培養可能な大量培養用の多層フラスコ

6．マルチウェルプレート

1つの容器にいくつもの穴（well；ウェル）があり，各穴に培養細胞を播種し，主に試験（アッセイ）に使われます（**図6-6**）。

ウェル数は，4〜384ウェルのものが主に使用されていますが，1,536ウェルプレートもアッセイに使用されていると聞きます。4ウェルプレートは外寸が通常のプレートの半分ぐらいの大きさです。また，1ウェルプレートもあります。ウェルの識別のために，一般的には各ウェルにはアルファベットと数字が刻印されています。以前は384ウェルでは細胞の生理的環境を再現できないと言われ使用が下火になっていましたが，容器や評価方法の改良やシングルセルをターゲットとするようになり，近年は広く使用されています。

培養面積：残念ながら各メーカーで微妙にウェルの底面の培養面積が異なります。細胞接着因子をコーティングする際や播種細胞数などは，それぞれのメーカーの面積を考慮する必要があります。よく使用するウェルプレートについては，各メーカーごとの培養面積を表にしておくと良いと思います。

底面の形状：96ウェルプレートでは底面が，平底，丸底，V底とあります。丸底やV底は，浮遊細胞やスフェロイド，embryoid bodyやオルガノイドなどの凝

集体を作製させて培養する場合に使用します。
　生化学検査用などにプレートが使用される場合もあり，未滅菌のものも市販されています。培養用には滅菌済みのものを使用します。

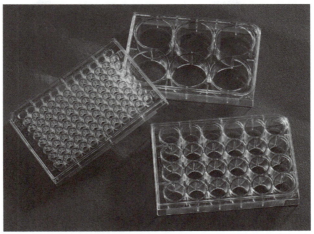

図6-6　6ウェルプレート，24ウェルプレート，96ウェルプレート

7．セルカルチャーインサート

　小さな孔（ポア）があるメンブレン上で細胞を培養するためのカルチャーインサートと，それを入れるキャリア容器を使って培養をします。キャリア容器は，35mmや60mmディッシュや，6～24ウェルのキャリアプレートが主に使用されています（図6-7）。
　メンブレンのポアサイズは，0.4～8.0μmが主に使用されています。メンブレンは材質が透明，半透明，不透明などさまざまなものがあります。
　がん細胞の浸潤，細胞の走化性や運動性，血管新生や皮膚組織形成，腸管上皮細胞のバリア形成，肝細胞の薬物代謝など，さまざまな研究や検査試験に用いられています。

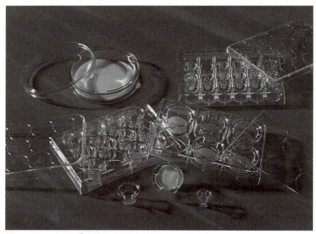

図6-7　さまざまなセルカルチャーインサート

8．チャンバースライド

　プレパラート上にチャンバーが接着されていて，そのチャンバー内で培養後，細胞を固定して染色し，観察するための容器です（図6-8）。ウェル数は1から16ウェルまであります。チャンバーは固定後，あるいは染色後に取り除きます。

プラスチック製スライド：通常の培養容器と同様の培養条件で播種が可能です。

ガラス製スライド：共焦点などで観察する場合には，ガラススライドを用いたほうがきれいに観察することができます。ガラスには細胞が接着しにくいため，なんらかの細胞接着因子のコーティングが必要となります。コーティング済みの製品もあります。いずれにしても細胞の接着性を事前に確認する実験が必要です。

6 培養容器

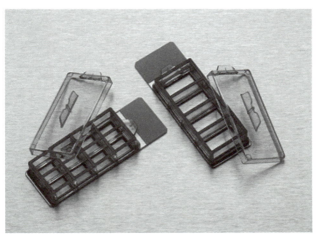

図6-8　4ウェル，8ウェルのチャンバースライド

9．チップス

　本項でご説明した培養容器について，注意点を下記にまとめました。
- ウェルプレートの各ウェルの培養面積はメーカーにより異なるので，事前に表にまとめておくと良い。
- 容器の培養面の表面処理の方法は，各社メーカーで異なるため，細胞によっては接着性が異なることがあり，事前検討が必要。
- 細胞接着因子の至適濃度も各社メーカーで異なることがあるので，事前検討が必要。
- フラスコのキャップに穴がなく，空気が出入りできないプラグシールキャップタイプのものは，うっかり蓋をきっちり閉めてしまうミスをよく起こしがちなので気をつける。
- ガラス製スライドには細胞が接着しにくいため，なんらかの細胞接着因子のコーティングが必要。

　培養細胞を用いた研究や試験系が広がるに伴い，さまざまな培養容器が開発されており，そのスピードには驚きます。ここでは基本的に広く使用される容器について，注意点なども含めて概説しました。参考にしていただければ幸いです。

39

謝辞 画像はコーニングインターナショナル株式会社より供与いただきました。ご協力に感謝いたします。

7

眠りから覚めよ，細胞たち

　細胞培養のスキルはよく経験年数で語られます。ですが，30年いろんな方々を見てきて，経験年数ではないと確信しています。初めて培養される方であっても，とても上手に細胞を扱われる方も多くいます。逆に，20年のキャリアがあっても，細胞をボロボロに扱われる方も多く見かけました。それはなぜなのか？　それは，基本を理解できているかによるのではないかと思います。基本のロジックを理解していただければ，細胞培養はそれほど難しいことではないと思います。「本当に知ってる？　細胞を培養する方法」でも，解凍の方法は記載していますが，チップスとしてまとめています[1]。そこで本項では，細胞の解凍の手順を詳細にご説明します。初めての方向けに，細かい作業もすべて記載しました。

1．無菌操作を覚える

　まず，初めて培養作業をする方にイメージしていただくこととして大事なことは，無菌操作です。細胞には皮膚がありませんので，細菌やカビが入らないようにしなくてはなりません。当然ですが，滅菌されていないもので触ったり，滅菌されていないものを入れたりしないようにします。

　細菌やカビも重さがあります。ですから，基本的には上から雨のように降ってきます。まずは上から，細胞が入っている容器や滅菌された容器に落とさないようにすることです。

①クリーンベンチ内で操作する

　クリーンベンチや安全キャビネット（以降，ベンチと略します）は，基本的には空気が下に流れないようになっているため，細菌やカビが下に落ちてこないようになっています。ですから，このなかで操作すればいいのです。ただ，そのなかの空気の流れを邪魔すれば，空気の流れが乱れてしまいます。空気の流れが乱れるようなことはしてはいけません。

➢　ベンチ内の空気の吹き出し口や吸い込み口にモノを置かない。

➢　ベンチに向かって，エアコンなどの空調の風が直接吹き込まないようにする。

41

➤ ベンチのすぐそばで，埃をたてたり，歩いたりしない。

②蓋を開けたら，その容器の上を通らない
　作業者は，マスクをして，白衣を着て，手袋をしていますが，滅菌されているわけではありません。滅菌されている容器を開けたら，その上は通らないようにします。これは，なかなか皆さん守れないようです。
　蓋を開けた容器の上を通りすぎるときに，手袋や白衣についているかもしれない埃が落ちてしまう可能性は大きいです。何かの容器の蓋を開けたら，その上は通らないようにします。
➤ 作業時の手の動線を考えて，ベンチ上の容器などをレイアウトする。
➤ 作業する前に，一度，作業をイメージし，一つ先の作業を考えて，ベンチ上の容器をレイアウトする。
➤ ベンチをできるだけ広く使えるように，余計なものはベンチのなかに入れない。

③蓋を開けたら，その蓋をどこに置くか，どこにあるかを意識する
　細胞が入っているシャーレや培地が入っている瓶やチューブはもちろんですが，問題は「蓋をどこにどう置くか？」です。実はこれは，培養作業者の永遠の課題だったりします。
　熟練者の方で，片手でチューブも蓋も持つ方も多いです。ですが，初めての方には難しいと思います。次にも述べますが，触ってしまって不潔になったりするため，蓋とチューブを一緒に持つのはお勧めしません。蓋を開けられる環境下なのですから，ロジカルに考えて，蓋も上に向けて問題ないと思います。
　ただ，蓋を開けて上に向けて置いたら，その上は通らないようにします。
➤ 作業の動線を考えて，上を通らない場所に蓋を置く。
➤ 次の作業をしやすい場所に蓋を置く。
➤ あらかじめ蓋を置く場所を作っておく。

④無菌のものを触る部位を認識する
　先ほど述べましたが，チューブの蓋を片手で開ける方で，チューブのエッジを無意識に触ってしまう方が結構います。片手で操作できると，確かに楽ではありますが，すべてのヒトが上手にできているわけではありません。すべてのヒトが確実にできる方法をとることをお勧めします。

無菌領域がどこか，どこを触ったらいけないかをしっかり頭のなかに入れ，少しでも不潔領域を触ったかもしれないと思ったら，捨てることが大事です。
➤　蓋は確実に開けて，置いて，作業する。
➤　無菌のものを持ったら，目を離さない。
➤　チューブの開け口，シャーレのエッジを持たない（図7-1）。
　以上のルールを守って，次に実際に準備を始めます。

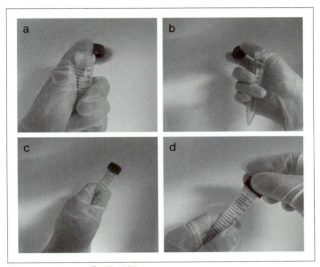

図7-1　チューブの取り扱い
　　a, b：片手で開けて，このようにチューブの開け口に手が当たってしまう方をよく見かけます。
　　c：チューブは開け口に当たらないように中ほどでしっかりと持ちます。
　　d：チューブの開け口に当たらないように中ほどを持ち，反対の手で蓋を開けたほうが確実だと思います。片手で開けるのに慣れている方は，a, bのようにならないようにしっかり注意していただければと思います。

2．培地の準備

　細胞を解凍するために，培地の準備をします。事前に必要な培地の量を計算して，瓶からチューブに分取しておきます。
　凍結チューブ1本には，通常は1mLの溶液が入っています。これを9mLの培地で回収します。遠心後，2.1mLに再浮遊させます。25cm^{2}フラスコには5mL

を加えるので，15mL必要です。ですが，細胞数が多い場合には，希釈が必要になります。そのため，余分に培地を準備します。バイアルに入っている細胞数がわかっていて，播種密度がわかっている場合には，10mL程度を余分に考えておきます。バイアルに入っている細胞数が不明確で，かつ適切な播種密度がわからない場合には，20mL程度を余分に考えておきます。

　つまり，
9 mL＋2.1mL＋15mL＋10mL≒36mL
　あるいは
9 mL＋2.1mL＋15mL＋20mL≒46mL
を準備します。

　では，作業を開始します。
・チューブラックを中央に置きます。
・50mLチューブ1本と，15mLチューブ1本を準備します。
・50mLピペット　1本
・10mLピペット　4本＋アルファ
・2 mLピペット　1本
・1 mLピペット　1本
・プラスチック・スポイド　1本
・1.5mLサンプルカップ
・トリパンブルー溶液
を準備します。

・冷蔵庫から培地のボトルを出します。
・ボトルを70%エタノールで濡らしたキムワイプで拭きます。
・ベンチの中央に置きます。
・蓋を開けて，右奥に置きます。
・50mLチューブの蓋を開けて，右奥に置きます。
・15mLチューブの蓋を開けて，右奥に置きます。
・電動ピペットの速さが，吸い込みがSlow，吐き出しがMediumかFastになっていることを確認します。
・50mLのピペットを電動ピペットに付けます。

7 眠りから覚めよ，細胞たち

- ・培地をピペッティングします。
- ・36mLの培地を吸い上げます。
- ・50mLチューブに入れます。
- ・ピペットを捨てます。
- ・培地のボトルの蓋を閉めます。
- ・10mLのピペットを電動ピペットに付けます。
- ・50mLのチューブから9mL取って，15mLチューブに入れます。
- ・ピペットを捨てます。
- ・50mLチューブの蓋を閉めます。
- ・15mLチューブの蓋を閉めます。
- ・両方の蓋にパラフィルムを巻きます。
- ・37℃のウォーターバスに，チューブを入れます。
  以上で，培地は準備できました。

3. 細胞を解凍する

　液体窒素タンクから，液体窒素をくみ出し，細胞を取り出して液体窒素に入れて，ベンチサイドに持っていきます。この作業は安全性の観点から，必ず2人以上で行います。

　作業手順のステップを下記に記載します。
- ・タンクのなかの細胞の場所を確認しておきます。
- ・液体窒素を入れる容器と細胞をそのなかで立てておく容器を準備します。
- ・フェイスガード，あるいは，ゴーグルをします。
- ・皮手袋をします。
- ・液体窒素タンクの蓋を開けて，入っている液面の高さが十分あることを確認します。
- ・液体窒素をくみ出し，容器に入れます。
- ・目的の細胞が入ったラックを容器に入れます。
- ・ラックに入っている凍結チューブが浸かり，なおかつ，蓋に液体窒素が入らないレベルの液体窒素が入っていることを確認します。
- ・目的の細胞の凍結チューブを取り出し，容器のなかにチューブを立てて，チューブが転倒しないよう，蓋に液体窒素がかかっていないことを確認します。
- ・ラックを液体窒素タンクに戻します。

45

・液体窒素の液面の高さを確認し，十分液体窒素が残っていることを確認します。
・液体窒素の蓋を閉めます。
・細胞の凍結チューブが入った容器をそっと持ち上げ，液体窒素が揺れないようにベンチサイドに持っていきます。
・ベンチサイドの安定したところに置いたら，凍結チューブを取り出し，70％エタノールですばやく凍結チューブを拭き，ベンチに入れます。
・キャップを1回転させて，エアを抜き，再びしっかりと蓋をします。
・すみやかに37℃のウォーターバスに凍結チューブを移動させ，蓋にお湯がかからないレベルで静かに浸します。
・半分ぐらい溶けたら凍結チューブを取り出して，70％エタノールで拭き，ベンチに入れます。
・同じく，ウォーターバスに入れてあった培地の入った15mLチューブを取り出します。
・15mLチューブの蓋を右奥に置きます。
・凍結チューブの蓋を開けて，右奥に置きます。
・プラスチック・スポイドで0.5mL程度，培地を取ります。
・凍結チューブの細胞浮遊液を吸い上げて，15mLチューブに入れます。
・凍結チューブに液が残っていれば，プラスチック・スポイドで吸い上げます。
・15mLチューブの細胞浮遊液をスポイドで3〜4回緩やかにピペッティングします。
・スポイドを捨てます。
・15mLチューブの蓋を閉めます。
・1000rpm，5分(200×g程度)遠心します。
・遠心している間に，ウォーターバスにある50mLチューブを取り出し，70％エタノールでチューブを拭いて，ベンチに置きます。
・遠心が終わったら，チューブの底にできたペレットを確認します。
・ペレットが動かないように静かに運び，70％エタノールでチューブを拭いてベンチに置きます。
・15mLチューブの蓋を開けて，右奥に置きます。
・チューブを少し斜めに傾けていきながら，吸引用ピペットで上清を吸引します。
・チューブを試験管立てに置き，吸引用ピペットを捨てるまで，吸引するためのペダルは踏み続けます。

7 眠りから覚めよ，細胞たち

・ピペットを捨てたら，吸引のペダルを外します。
・15mLチューブの蓋を閉めます。
・チューブを手ではじくようにタップして，底にあるペレットをほぐします。
・十分にペレットがほぐれたことを確認します。
・15mLチューブの蓋を開けて，右奥に置きます。
・50mLチューブの蓋を開けて，右奥に置きます。
・2mLピペットを電動ピペットに付けて，2.1mLを取り，15mLチューブに入れます。
・ピペッティングします。
・1mLピペットを電動ピペットに付けて，0.1mLの細胞浮遊液を取ります。
・1.5mLサンプルカップに入れます。
・15mLチューブの蓋を閉めます。
・50mLチューブの蓋を閉めます。
・100μL用のマイクロピペットで，100μL用のチップを付けます。
・別の1.5mLサンプルカップに，50μLの細胞浮遊液を移します。
・100μL用のマイクロピペットで，100μL用のチップを付けます。
・50μLのトリパンブルー溶液を入れます。
・20μL用のマイクロピペットで，20μL用のチップを付けます。
・トリパンブルー液の入った細胞浮遊液をゆっくりとピペッティングし，11μLを取り，プラスチック・ヘモサイトメーターに入れます。
・顕微鏡下に細胞数を計測します。

4．細胞密度を調整する

　細胞数を計算したら，次は計算問題です。作業現場で細かな計算をするのはイライラします。また，濃い濃度を直接希釈すると，誤差が大きくなります。わかりやすい数字にして，段階希釈すると，電卓がなくても計算でき，誤差が少なくなります。
　では，具体的な数字でご説明します。

①適切な播種密度がわかっている場合
　例えば，凍結チューブに約1×10^6 cells入っていて，2×10^5 cells/25cm^{2}の細胞密度で播種するとします。

47

2.1mLに再浮遊させて，0.1mLを取って細胞数を計測したところ，$4.5×10^5$ cells/mLでした。

　すると，チューブには，

◆$4.5×10^5$ cells/mL × 2 mL＝$9×10^5$ cells

あることになります。

　25cm²フラスコには，5 mL入れます。

◆$2×10^5$ cells/5mL ＝200,000 cells/5mL

　　＝40,000 cells/mL × 5 mL

という計算となります。

　つまり，$4×10^4$ cells/mLの細胞密度の溶液を作り，5 mLを25cm²フラスコに入れればよいことになります。

　そこで，今，チューブにある細胞浮遊液

$4.5×10^5$ cells/mL × 2 mL＝$9×10^5$ cells

に，7 mLの培地を加えて，$1×10^5$ cells/mLにします。

◆$9×10^5$ cells/(2 mL＋7 mL)＝$1×10^5$ cells/mL

　次に，$1×10^5$ cells/mLを$4×10^4$ cells/mLにします。

◆$1×10^5$ cells/mL÷$4×10^4$ cells/mL＝2.5

つまり，2.5倍希釈すればよいことになります。

◆$1×10^5$ cells/(1 mL＋1.5mL＝2.5mL)

　　＝$4×10^4$ cells/mL×2.5mL

　必要なのは25cm²フラスコ3つ分の15mLです。

　15÷2.5＝6，つまり上記の6倍分を準備すればよいことになりますので，

＝$4×10^4$ cells/mL×15mLとなります。

　つまり，

＝$1×10^5$ cells×6 mL

　これに培地を1.5×6＝9mLを足せば

◆＝$1×10^5$ cells×(6 mL＋9 mL＝15mL)

◆＝$4×10^4$ cells/mL×15mL

◆＝$2×10^5$ cells/5mL×3

　となります(**図7-2**)。

　結果として，行う作業は以下となります。

✓ 15mLチューブには，$4.5×10^5$ cells/mLが2 mLある。

7 眠りから覚めよ，細胞たち

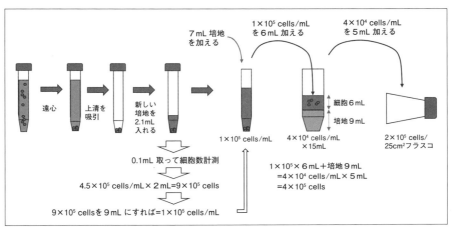

図7-2 細胞浮遊液の希釈の方法 その1
できるだけキリのよい数字にして，段階希釈をすると，計算しやすく，誤差が少なくなります。

- ✓ 培地のボトルの蓋を開けて，右奥に置く。
- ✓ 50mLチューブの蓋を開けて，右奥に置く。
- ✓ 10mLのピペットを電動ピペットに付けて，培地のボトルのなかの培地をピペッティングする。
- ✓ 培地を9mL取って50mLのチューブに入れる。
- ✓ 培地を7mL取って，15mLチューブに加えて，よくピペッティングする。
- ✓ そのうち，6mLを取って，50mLチューブに入れる。
- ✓ ピペットを捨てる。
- ✓ 25cm²フラスコの蓋を開けて，右奥に置く。
- ✓ 新しい10mLピペットを電動ピペットに付けて，ピペッティングを行う（4×10^4 cells/mLの細胞浮遊液が15mLできる）。
- ✓ 25cm²フラスコに5mLずつ細胞浮遊液を入れる（毎回，5mL取る前に，よくピペッティングをする）。
- ✓ 蓋を閉める。

②初めて播種する細胞株の場合

　これまで培養したことのない初めての細胞を播種する場合，その増殖速度がわかっていないため，至適播種濃度がわかりません。そのため，濃度をいくつか振って播種します。

例えば，２倍ずつ希釈する下記の３種類の濃度で播種することにしましょう。

4×10^5 cells/25cm²

2×10^5 cells/25cm²

1×10^5 cells/25cm²

チューブには，

◆4.5×10^5 cells/mL × 2 mL＝9×10^5 cells

入っています。

25cm²フラスコには，５mL入れます。

◆4×10^5 cells/5mL＝400,000 cells / 5mL

＝80,000 cells/mL×5mL

◆2×10^5 cells/5mL＝200,000 cells / 5mL

＝40,000 cells/mL×5mL

◆1×10^5 cells/5mL＝100,000 cells / 5mL

＝20,000 cells/mL×5mL

という計算となります。

そこで，先ほどと同様に，まず，わかりやすい数字の濃度に細胞浮遊液を希釈します。

4.5×10^5 cells/mL × 2 mL＝9×10^5cells

に，７mLの培地を加えて，1×10^5 cells/mLにします。

◆9×10^5 cells/（2 mL＋7 mL）＝1×10^5 cells/mL

これで，1×10^5 cells/mLの細胞浮遊液が９mLできました。

次に，1×10^5 cells/mLを8×10^4 cells/mLにします。

◆1×10^5 cells/mL÷8×10^4 cells/mL＝1.25

ですから，1.25倍希釈します。

◆1×10^5 cells/（1 mL＋0.25mL＝1.25mL）

＝8×10^4 cells/mL×1.25mL

必要なのは25cm²フラスコ１つ分の５mLですが，それを段階希釈していく分量が必要になります。

8×10^4 cells/mL を10mL作ることにします。
◆ 1×10^5 cells/mL × 8 mL ＋ 2 mL
　＝ 8×10^4 cells/mL × 10mL

あとは，倍々に希釈していきます。
8×10^4 cells/mL × 5 mL ＋ 培地 5 mL
＝ 4×10^4 cells/mL × 10mL
　上記の細胞浮遊液を 5 mL 取って，同様に希釈します。
4×10^4 cells/mL × 5 mL ＋ 培地 5 mL
＝ 2×10^4 cells/mL × 10mL

これで，
① 8×10^4 cells/mL × 5 mL
② 4×10^4 cells/mL × 5 mL
③ 2×10^4 cells/mL × 10mL
ができます（**図7-3**）。

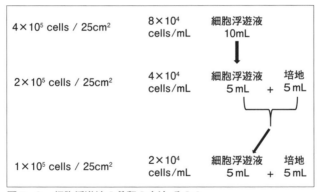

図7-3　細胞浮遊液の希釈の方法 その2
　少し培地が無駄になっても，わかりやすい方法で段階希釈すると，誤差が少なくなります。

　結果として，行う作業をステップ バイ ステップに記載すると，以下になります。
✓ 細胞浮遊液が入っているチューブの番号を⓪とする。新しい15mLチューブに，番号を①，②，③とラベルする。
✓ 3本のチューブの蓋を開けて，右奥に置く。

✓ チューブ⓪には，$4.5×10^5$ cells/mLが２mLある。

✓ 培地のボトルの蓋を開けて，右奥に置く。

✓ 25mLピペットを電動ピペットにつけて，培地をピペッティングしてから15mL取る。

✓ 15mLチューブ①に培地を５mL入れる。

✓ 15mLチューブ②に培地を５mL入れる。

✓ 15mLチューブ③に培地を５mL入れる。

✓ ピペットを捨てる。

✓ 10mLのピペットを電動ピペットにつける。

✓ チューブ⓪に培地を７mL加えて，よくピペッティングする。

✓ そのうち，５mLを取って，15mLチューブ①に入れて，よくピペッティングする。

✓ ピペットを捨てて，新しい10mLのピペットをつける。

✓ そのうち，５mLを取って，15mLチューブ②に入れて，よくピペッティングする。

✓ ピペットを捨てて，新しいピペットをつける。

✓ そのうち，５mLを取って，15mLチューブ③に入れて，よくピペッティングする。

✓ ピペットを捨てる。

✓ ３つのフラスコの蓋を開けて，右奥に置く。

✓ 10mLのピペットをつける。

✓ 15mLチューブ③の細胞浮遊液５mLを25cm²フラスコに入れる。

✓ 15mLチューブ②の細胞浮遊液５mLを25cm²フラスコに入れる。

✓ 15mLチューブ①の細胞浮遊液５mLを25cm²フラスコに入れる。

✓ フラスコの蓋を閉める。

✓ フラスコに培地がいきわたっていない場合には，少し揺らす。

　ここで注意が必要です。薄い溶液から濃い溶液に移るときには，ピペットを交換しなくてもよいですが，濃い溶液から薄い溶液に移るときには，ピペットを交換します。

　また，５～10mLを分取する場合に，ピペッティングが十分必要なときは，10mLのピペットを使ったほうがよく混ざります。

5．顕微鏡で観察する

　フラスコに入っている細胞が均一になっているかを顕微鏡で観察します。通常，播種時によくピペッティングしていれば，フラスコの場合には，細胞が集まっていることはほとんどないと思います。確認したら，そっとトレーに移します。

　トレーは，移動用に発泡スチロールの蓋でもよいと思いますが，CO_2インキュベーター用に入れる中トレーを使うことをお勧めします。

6．CO_2インキュベーターに置く

　中トレーにフラスコを置いて，CO_2インキュベーターにそっと置きます。もし，顕微鏡で観察した際に，細胞が集まっていたりなど播種ムラが見られた場合には，中トレーを15～30°ぐらい傾けて，前後にゆっくり揺らし，4～5秒そのままにして，その後，なめらかに静かに置きます（図7-4）。これにより，たいていは細胞が均一になります。

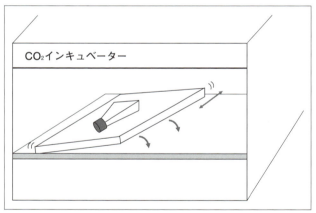

図7-4　**細胞を置くときの工夫**
　CO_2インキュベーターに設置してある中棚の上に置くトレーを使用することをお勧めします。この上に培養容器を置いて，15°～30°程度傾け，前後に揺らします。5秒ぐらいそのままにして，スムーズに培地が揺れないように「さっ」と角度を戻して，静置します。

7．チップス

細胞を解凍する際，以下のポイントに気をつけます。
➢　液体窒素から出してベンチサイドまでは，液体窒素に入れておくこと。氷で

はダメです。

➢ 37℃で解凍後には，温度はできるだけ下げないこと。細胞数を計測する際に氷には入れずに，室温のままが良いです。

➢ 浮遊させておく時間をできるだけ少なくすること。
事前に準備して，できる限り，スムーズに作業が進むようにします。

➢ 細胞は重さがあり沈むので，細胞浮遊液を必ずピペッティングしてから播種します。

　初めての方でも，そのままやればできるようにステップ バイ ステップに作業手順を記載しました。いかがでしょうか？　培養に慣れている方でも参考にしていただける点もあるのではないかと思います。すぐにやってみようと思われたかもしれません。ですが，その前に第9項の「培養カレンダーを作る」を先に読んでいただくことをお薦めします。

■参考文献──────────────────────────────
1）古江美保 編著 2019 「5. 細胞をうまく解凍できますか？」 本当に知ってる？　細胞を培養する方法, p29-35, じほう

8

リスクマネジメントな培地交換

　本書第7項の細胞の解凍について，実際の操作の手順を詳細に記載したものを読んでいただきましたでしょうか？　ちょっとした操作でも，実際にはやることが多くあることに気がついたのではないかと思います。たいへんだ，と思われたかもしれません。ですが，どういう目的でその作業をしているのかを理解すれば，手は自然と動くようになります。

　細胞を解凍した後は，観察や培地交換があります。培地交換においても，リスクを考えた作業を行うことをお勧めします。「本当に知ってる？　細胞を培養する方法：9章　あなたも細胞を混ぜていませんか？」[1]に，操作で気をつけるべきことを書いています。ここでは，細胞のクロスコンタミネーションやバクテリアのコンタミネーション（略して，コンタミと呼ばれています）などのリスクをできるだけ避けるために，安全で確実な培地交換の具体的な作業手順を説明したいと思います。

1．空気の流れを確認する

　今さらですが，培養室のなかのエアコンの風の流れをチェックしておきましょう。

　細胞をせっかく解凍しても，すぐにコンタミしてしまうとよく相談を受けます。それは，空調が原因であることも少なくありません。エアコンからの空気が床から吹き上がって，ベンチやCO_2インキュベーターに入る流れになっていないでしょうか（図8-1）。もし，床から上に上がる風を感じるようであれば，レイアウトを変更するか，エアコンの風の流れを変えるように風よけを設置するなどして空気の流れを調整することをお勧めします。

　これを今読んでくださっている多くの方の培養室は，とてもきれいで埃のない近代的な造りになっているのではないかと思います。筆者の前々職の培養室は新しい建物にありましたが，窓をきっちり閉めていても，10キロ先の高速道路の車の粉塵が入ってきて床がざらざらしていました。また，研究所の隣が林になっていたので，毛虫も入ってきていました。海の側にある研究所では，蟹が入ってきた，という話も聞いたことがあります。ほんの少しの隙間から，生物や埃が入っ

てきます。まず，培養室に入ったら，毎朝，床や実験台などを70％エタノールで拭くことをお勧めします。

その上で，安全キャビネットやクリーンベンチ（両方合わせてベンチと略します）の空調をオンにして，15分以上稼働させてから，作業を開始します。

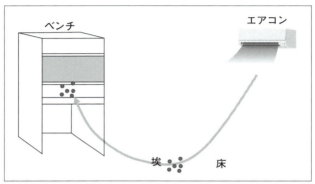

図8-1　空調を考える
エアコンからの風の方向から真向かいにベンチやCO_2インキュベーターが配置されている場合には，埃が床から舞い上がる可能性があるので注意する。
可能ならレイアウトを変更する。変更不可であれば，風の流れを変える風止めを天井に設置するとともに，床をできる限り掃除することをお勧めします。

2．細胞を観察する

「本当に知ってる？ 細胞を培養する方法：4章　細胞を本当に見ていますか？」[2]に顕微鏡の使い方を含めた観察のポイントを記載しています。また，『「培養細胞の観察の基本原則」の提案』[3]にもさまざまなポイントを解説しています。ぜひ，ご一読いただければと思います。

本項では，解凍した細胞の観察として，具体的な流れを記載したいと思います。
ベンチの空調をオンにして，15分を待っている間に細胞を観察します。

①培養容器の移動にはトレーを使う

細胞の培養容器を取り出す際には，中トレーごと出したほうが安定します。もし，中トレーがない場合には，アイスラックの発泡スチロールの蓋を代用するとよいと思います。

解凍した細胞容器を取り出します。ディッシュの場合には，平行になるように

持ちます。フラスコの場合には，蓋のほうを少しだけ角度が上になるように持ちます。フィルタータイプの場合はそのままですが，ノンフィルターの場合には蓋をきっちり閉めます。

②顕微鏡で観察する前にやること
　　・変な臭いがしないか？
　　・培地の色が黄色になっていないか？
　　・培地の色が赤紫色になっていないか？
を確認します。

(i) 変な臭いがする
　バクテリアがコンタミしている可能性が高いです。何が問題だったのか，原因を考える必要があります。

(ii) 培地の色が黄色になっている
　バクテリアがコンタミしている可能性が高いです。何が問題だったのか，原因を考える必要があります。

(iii) 培地の色が赤紫色になっている
　フラスコのノンフィルタータイプの蓋をきっちり閉めたままにしていたでしょうか？　その場合はコンタミではないですが，残念ながら細胞は元気ではないので捨てることになります。

　もし，蓋をちゃんと緩めていたにもかかわらず，色が赤紫になっていた場合には，CO_2インキュベーターのCO_2の異常が考えられます。直ちに対応が必要です。CO_2ガスボンベの残量を確認し，担当者に連絡しましょう。

③位相差顕微鏡で弱拡大で観察する
　肉眼で観察したあとは，まず対物レンズ×4で顕微鏡下に観察します。解凍した翌日に観察するポイントとして，以下があげられます。

《接着細胞の場合》
(i) 死んでいる細胞がどのくらいあるか？
　前日に解凍した細胞がすべて生きているわけではありません。凍結解凍は細胞にはストレスですので，どうしても死んでしまう細胞も出てきてしまいます。接着細胞の場合，死んでいる細胞は浮いてきます。

(ii) 細胞の形態はデータシートや論文に掲載されているものと同じか？

　使用する細胞の形態は，樹立時の論文には通常掲載されています。細胞バンクのウェブサイトにも掲載されている場合があります。どちらか必ず確認をしておきます。その形態と，解凍した細胞の形態がほぼ同じであるかどうかを確認します。そして，データとして画像を保存しておきます。

(iii) 接着ムラがあるか？

　培養容器全体を観察して，培養面のどこかに細胞が集中して接着していないかを確認します。もし，接着ムラがあるようであれば，継代のタイミングに注意が必要です。

(iv) カビが生えていないか？

　解凍して翌日にカビが生えることは通常はほとんどありませんが，念のため，容器の角を全面観察します。

《浮遊細胞の場合》

(i) 死んでいる細胞がどのくらいあるか？

　浮遊細胞の場合には，やや小さめで周りが光っていない，暗い細胞は死んでいます。

(ii) 細胞の形態はデータシートや論文に掲載されているものと同じか？

　浮遊細胞の場合，形態を評価するのは難しいですが，接着傾向のある場合には，形態も評価が可能かと思います。樹立時の論文や細胞バンクのウェブサイトを確認して，解凍した細胞の形態がほぼ同じであるかどうかを確認します。そして，データとして画像を保存しておきます。

④位相差顕微鏡で拡大して観察する

　引き続き，対物レンズ×10にして顕微鏡下に観察します。先に，対物レンズ×4で，どの箇所を拡大するかを確認してから，その場所で対物レンズを×10に変えて，位相リングも×10用に変更して観察します。

《接着細胞の場合》

(i) 細胞の形を観察する

　細胞の形が丸い，長細い，四角い，などを確認し，データシートにある画像と比較します。十分に細胞が伸展しない場合もあるので，その点も確認します。

8 リスクマネジメントな培地交換

(ii) 細胞と細胞の境界を確認する

　細胞と細胞の境界が見えるか，見えないかを確認します。iPS/ES細胞の場合，未分化状態であれば，隣の細胞との境界が不明瞭です。もし，明瞭であれば，やや分化した状態であることを示しています。

(iii) 細胞質を観察する

　細胞質に空胞が多く発生していないか，を確認します。

(iv) 核を観察する

　核が1つか，2つ以上ある細胞がどのくらいあるか，細胞内でどちらかに偏って位置していないか，などを確認します。

《浮遊細胞の場合》

(i) 細胞の形を観察する

　通常は丸いですが，やや接着傾向がある場合には，その形を確認します。

(ii) 2個くっついているような細胞を確認する

　分裂期にあるような細胞は2個くっついているように見えます。

(iii) 細胞質を観察する

　細胞質に空胞が多く発生していないか，を確認します。

　もし，下に接着している細胞が見えないぐらい死んでいる細胞が多くいたり，細胞質内に空胞が多くあるようであれば，しっかり培地交換が必要かもしれません。

　細胞の観察が終わったら，いったん培養容器をCO_2インキュベーターに戻します。

3．ベンチのレイアウトを整える

　さて，細胞の観察をして，必要に応じて，培地交換をします。ベンチの電源をオンにして15分以上経過していれば，作業に入ります。ベンチを開けて，隅々までエタノールで清拭します。なにかモノがあるようであれば，いったん動かして拭きます。そして，培地交換に必要な器具や消耗品が揃っているかどうかを確認します。各種容量のピペット，電動ピペット，チューブ，チューブ立て，マジックなどを確認し，自身の手のリーチを考えたベンチレイアウトを整えます（図8-2）[4]。

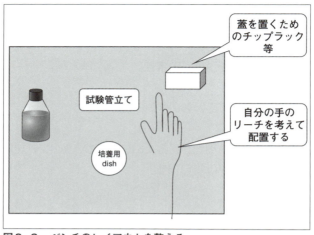

図8-2　ベンチのレイアウトを整える
　　　　自分の手のリーチに合わせ，作業をイメージしながら，自分なりのレイアウトを考える。

4．培地の準備

　続いて，培地を準備します（**図8-3**）。培地交換に必要な量をあらかじめ計算し，その分量だけ，培地のボトルから分取し，37℃のウォーターバスで温めます。

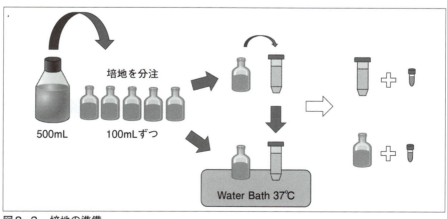

図8-3　培地の準備
　　　　可能であれば，大きなボトルはあらかじめ小分けをして使用する。使用する量が少なければ，その小分けしたボトルから少量を分取する。ある程度使用する場合には，小分けしたボトルを使い切る。温める場合には，サプリメントは温めた後に加える。

8 リスクマネジメントな培地交換

　大きな500mLボトルにそのまま血清などのサプリメントを入れて，そのまま培地を取って培地交換するのは，バクテリアやカビなどのコンタミだけでなく，細胞のクロスコンタミネーションのリスクがあります[1, 5]。リスクを下げるために，以下のようにします。

(i) 培地は個人使用にする

　他の人が行った作業がどのようなものかわからないことが多いかと思います。できる限り，培地はワンユーザーにすることをお勧めします。

(ii) 500mLの培地のボトルから分注する

　培地のボトルの蓋の開け閉めを何度も行ったり，冷蔵庫から出す回数が多いと，コンタミのリスクがあるとともに，培地の品質も低下してしまいます。開封したら，50mLチューブに40mLずつ分注するか，100mLの小さいディスポーザブル培養容器に分注することをお勧めします。それぞれのボトルはしっかりパラフィルムを巻いて，空気の出入りがないようにします。

　分注した培地は使い切りにして，残さないようにします。

(iii) 必要量だけ分取する

　もし，どうしても分注できない，したくない場合には，ボトルから必要な量だけをチューブに分取し，培地ボトルを速やかに冷蔵庫に戻します。決して，ボトルごと37℃のウォーターバスに入れないようにしましょう。

(iv) 必要量だけ調製して温める

　基礎培地に血清や増殖因子などを添加して調製する場合には，可能な限り，必要な量だけ基礎培地を分取して，使用時に添加します。プラスチックボトルに増殖因子などが接着して，活性が低下してしまいます。また，1mLのサンプルチューブなどに入っている増殖因子などは，ベンチトップクーラーなどに入れ，ベンチに入れて移動することをお勧めします。

　必要量より数mL多めに見積り，調製して，37℃のウォーターバスに入れて培地を温めます。もし，死細胞が多くいたのであれば，培地で軽くwashしたほうがよいかもしれません。その場合には，その分量も計算して準備します。

61

5．培地を交換する

　いよいよ培地交換を行います。

　温めていた培地のチューブを取り出し，70％エタノールで拭いてベンチに入れます。引き続き，培養容器をCO₂インキュベーターから出して，ベンチに置きます。培地のチューブの蓋を緩める，あるいは，蓋を開けて置きます。培養容器の蓋を開けて，置きます。

(i) 培地を吸引する

　すべて吸引するのではなく，少し培養面が濡れるぐらい残します。細胞によっては，培地がなくなった途端にバーストしてしまう場合もあります。そのような細胞の場合には，容器を傾けず，容器の壁の底面より少し上のところに吸引用ピペットの先をつけて，培養面に培地がなくなることがないように気をつけて培地を除きます。

(ii) 新しい培地を入れる

　電動ピペットのスピードをslowにして，新しい培地を入れます。培地を入れただけで剥がれてしまう細胞もあります。培養底面に直接滴下せず，培養容器の壁面に底面につかないようにピペットの先をあて，ゆっくりと入れます。勢いよく入れてしまうと，ディッシュの場合には，培地がこぼれてしまいますので気をつけます。フラスコの場合には，底面ではない上面か，横の壁に流し込むように入れるとよいと思います。

(iii) 死細胞が多かった場合

　先ほど観察して，死細胞が多かった場合には，培地を一度入れて，少し揺らして，また，その培地を吸引して，新しい培地を入れます。

6．細胞を観察する

　培地交換をしたら，また，位相差顕微鏡で観察します。細胞の形態に異常がないか，接着細胞の場合，どこかにピペットの先が当たって細胞が剥がれていないか，などを短時間で観察します。

　確認したら，トレーに移します。トレーは，移動用に発泡スチロールの蓋か，

CO_2インキュベーター用に入れる中トレーを使い，CO_2インキュベーターに細胞を戻します。

7．チップス

できるだけ，細胞を出している時間を短くするよう，あらかじめ準備しておくことが大事です（**図8-4**）。
- 作業のイメージを頭で想像する。
- イメージした作業手順を書いておく。
- 必要な培地量，サプリメントを計算しておく。

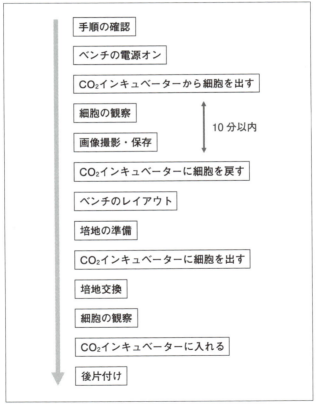

図8-4　培地交換の作業フロー
全体の流れをイメージし，手順を確認して，よどみなくスムーズに作業できるように準備する。

初めての方でも，そのままやればできるようにステップ バイ ステップに作業手順を記載しました。いかがでしょうか？　培養に慣れている方でも参考にしていただける点もあるのではないかと思います。日々の作業にお役に立てれば幸いです。

■参考文献

1) 古江美保　編著　2019　「9．あなたも細胞を混ぜていませんか？」p.60-65，本当に知ってる？　細胞を培養する方法，じほう
2) 古江美保　編著　2019　「4．細胞を本当に見ていますか？」　p.20-28，本当に知ってる？　細胞を培養する方法，じほう
3) 中村和昭　その他　「培養細胞の観察の基本原則」の提案，組織培養研究，2018年37巻2号，p.123-131
   https://doi.org/10.11418/jtca.37.123
4) 古江美保　編著　2019　「1．ベンチをアレンジしていますか？」　p.1-7，本当に知ってる？　細胞を培養する方法，じほう
5) 諫田泰成 その他：細胞培養における基本原則，組織培養研究，2017年36巻2号，p.13-19
   https://doi.org/10.11418/jtca.36.13

9

培養カレンダーを作る

　凍結細胞を解凍して培養を開始し，培地交換を行いました。細胞はどうでしょうか？ 元気でしょうか？ すくすく育っているでしょうか？ 容器の半分以上に増えてきたら，植え継ぎ(継代)をします。

　解凍したばかりのときは少しゆっくり増殖しますが，その後，継代を行うと，本来の増殖速度が得られるようになります。細胞密度によって，細胞の増殖速度が異なる細胞種もあります。継代する前に，この後どのようなスケジュールにしていくのかを考えないと，いつも週末に継代を行うことになりかねません。そこで，培養の実際のスケジュールなどを含めて，細胞の増殖をどのようにコントロールしていくのかをご説明したいと思います。

1．カレンダーをみる

　最近は働き方改革もあり，細胞に合わせて勤務することが難しくなりました。そのため，培養細胞にもこちらの事情に合わせてもらう必要があります。とはいえ，無理なスケジュールを組むと細胞の形質が変化してしまいます。細胞に負担をかけず，作業者もきちんと休みを取るスケジュールを組む必要があります。

　まず，1カ月間のカレンダーを眺めます。週末，祝日，また，会議などがあり，どうしても培養作業ができない日程を確認します。確認してみると，昨今，ちゃんと培養できる日程は意外と少ないことに気がつきます。

　次に，細胞のデータシート，あるいは，その細胞の樹立についての論文などで，播種密度と継代のタイミングを確認します。4～5日ごとという細胞もあれば，3日ごとという細胞もあるかと思います。ヒトiPS細胞やES細胞などの細胞は，1週間に1度の継代になることも多いかと思います。継代のタイミングの情報を確認したら，カレンダーを確認して，継代日がいつになるのかを確認します。

　例えば，5日ごとに継代するとします。その場合，いつ継代することになるのかをカレンダーに印をつけていきます。

　2023年2月のカレンダーをみてみます。

　2月1日(水)に継代すると，

　2月6日(月)

65

2月11日（土）
2月16日（木）
2月21日（火）
2月26日（日）

月	火	水	木	金	土	日
		1	2	3	4	5
6	7	8	9	10	11	12
13	14	15	16	17	18	19
20	21	22	23	24	25	26
27	28					

2回，週末にあたってしまいました。

では，2月3日（金）に継代するとどうでしょう？
2月8日（水）
2月13日（月）
2月18日（土）
2月23日（木）
2月28日（火）

月	火	水	木	金	土	日
		1	2	3	4	5
6	7	8	9	10	11	12
13	14	15	16	17	18	19
20	21	22	23	24	25	26
27	28					

2月は23日が祝日のため，やはり2回休みにあたりました。

では，2月2日（木）に継代するとどうでしょう？
2月7日（火）
2月12日（日）
2月17日（金）
2月22日（水）
2月27日（月）

月	火	水	木	金	土	日
		1	2	3	4	5
6	7	8	9	10	11	12
13	14	15	16	17	18	19
20	21	22	23	24	25	26
27	28					

週末が１回だけになりました。

では，少しだけ細胞にも頑張ってもらって，継代日をずらしてみます。週末にあたりそうなときは４日目で継代するようにしてみました。

2月2日(木)
2月6日(月)
2月10日(金)
2月15日(水)
2月20日(月)
2月24日(金)

月	火	水	木	金	土	日
		1	2	3	4	5
6	7	8	9	10	11	12
13	14	15	16	17	18	19
20	21	22	23	24	25	26
27	28					

週末を避けることができました。では，このまま３月も確認してみます。

3月1日(水)
3月6日(月)
3月10日(金)
3月15日(水)
3月20日(月)
3月24日(金)
3月29日(水)

月	火	水	木	金	土	日
		1	2	3	4	5
6	7	8	9	10	11	12
13	14	15	16	17	18	19
20	21	22	23	24	25	26
27	28	29	30	31		

　こうしてみてみると，月曜日，水曜日，金曜日の継代で回せそうですね。

　では，次に，細胞にどのように頑張ってもらうとよいのかを考えてみます。

2．細胞増殖曲線とは

　細胞の増え方を把握しておけば，4日目と5日目で継代するときに合わせた播種密度がわかってきます。そこで，細胞の増え方を把握するために，細胞増殖曲線を書きます[1]。

　作業手順について，どのように考えるかを理解していただければと思います。

　接着細胞は，培養容器の70〜80%程度になったら，細胞を分散させて継代します。一般的に細胞の播種密度が高いと増殖速度が速く，播種密度が低いと増殖速度が遅くなる細胞種が多いです。播種密度が低すぎると形質が変わってしまう細胞種もあります。そのため，実験を開始する前にまず播種密度による増殖を確認します。いくつかの密度に変えて播種をして，毎日決まった時間に細胞数を計測し，グラフを書きます。これを増殖曲線といいます。また，画像を毎日決まった時間に撮影し，画像解析により，コンフルエンシーを測定することもできます。**図9-1**は縦軸に画像解析により得られた細胞占有面積率であるコンフルエンシーをとり，横軸に培養日数でプロットしたコンフルエンシーカーブになります。

　これは例として作ったグラフになりますが，がん細胞ではこのような増殖曲線を示す細胞株が多くあります。播種密度が少なすぎると十分な増殖が得られず，コンフルエントに至らない場合もあります。

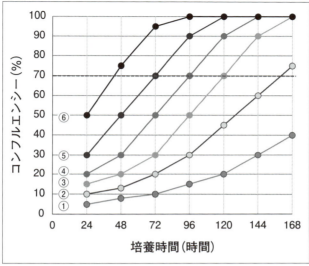

図9-1　播種密度によるコンフルエンシーカーブ
6ウェルプレートに，①$1×10^3$/cm^2，②$3×10^3$/cm^2，③$5×10^3$/cm^2，④$1×10^4$/cm^2，⑤$2×10^4$/cm^2，⑥$4×10^4$/cm^{2}の密度で播種し，翌日から決まった時間に容器の画像を撮影し，コンフルエンシーを測定し，グラフにプロットした。

3．播種密度を考える

　図9-1のグラフでは，5日目に70％のコンフルエンシーになるのは$5×10^3$/cm^{2}の密度で播種した場合となります。また，4日目に70％コンフルエンシーとなるのは，$1×10^4$/cm^{2}で播種した場合となります。25cm^{2}フラスコに播種するとすれば，$1.25×10^5$の細胞を播種すれば，5日目に継代できる程度に細胞数が増えると予想されます。培養に慣れるまで，多少のブレがあることが想定されますので，$6×10^4$，$1.25×10^5$，$2.5×10^5$の3種類の細胞密度で播種をして対応するということも可能です。

4．今後のスケジュール

　以上で，継代するためのスケジュールはだいたい立てられそうなことがわかりました。細胞増殖曲線を書いておけば，例えば播種後5日目に得られる細胞数が予測できます。

　細胞を解凍して，少し増えてきたら，まずは，シードストックとして，オリジ

ナルにできるだけ近い細胞を凍結します。そのうえで，実験に使用するためのワーキングストックとして，細胞の凍結バイアルを作ります。ワーキングストックを作製したら，それを解凍し，継代後に細胞増殖曲線を書いて，播種密度を決定します。それらを確認してから，実際の実験を開始することになります。

　細胞の増殖をコントロールするためには，まず，細胞増殖曲線を得ることが必要であることをご理解いただけたでしょうか。増殖曲線を把握しておけば，少し日程がずれた場合に，どのように調整すればよいのかが予測でき，安定した培養カレンダーを作っていくことができます。参考にしていただければと思います。

■**参考文献**
1）古江美保 編著 2019 「7．細胞倍加時間って何？」p.41-50，本当に知ってる？　細胞を培養する方法，じほう

10

さあ，いざ，継代しよう

　さあ，継代しましょう！

　細胞を解凍し，培地交換をして，細胞がすくすく育ってきたら，細胞を植え継ぎ，つまり継代します。この継代は，接着細胞においてはメインイベントです。細胞が容器に接着しているところを酵素で切断して容器から剥がして，集め，遠心して洗い，まき直しをする。細胞にとってはかなりのストレスです。無事に継代するためには，いくつかのポイントがあります。一般的によく使用されるトリプシン-EDTA溶液を使って血清添加培地で接着細胞を継代する場合について，どのように作業をするのか，ご説明したいと思います。

1．手順書を準備して材料を確認する

　継代には，Ca，Mg不含ダルベッコリン酸緩衝生理食塩水（Dulbecco Phosphate Buffered Saline，以下，PBS（-））やトリプシン-EDTA溶液，また，50mLチューブ，15mLチューブ，さらに，10mL，2mLなど複数種類のピペットなどが必要です。必要な試薬や消耗品を事前に確認して，その場になって慌てないよう十分に準備を行います。

①手順書を作成する

　継代は，細胞培養においては繰り返し行われる作業です。ルーティン作業だから手順は覚えてしまえます。ですが，使用した試薬のロット，添加したサプリメントの具体的な量，撮影した画像のファイル名，いつもの作業とは異なる作業を行ったときのメモなど記録しておくべき事項は多くあります。その場では必要なくても，後から確認することも多く，決まったフォームで記載しておくと，振り返りやすく，記録漏れも少なくなります。必要事項を表にして，ラボ内で共通して使用すると便利です。一例として，**表10-1**（本項末）の培養記録シートを参考にしていただければと思います。

71

②必要な試薬量を見積もる

　トリプシンによる細胞の継代には，PBS（-）やトリプシン-EDTA溶液，無血清培地の場合には，トリプシンインヒビターが必要です。いざ作業を始めて足りないことがあると，細胞に大きなストレスをかけることになります。必要な試薬がそれぞれ十分量あるかを確認するためにも，作業に必要な試薬量を事前に見積もります。

③必要な消耗品量を見積もる

　上記と同様に，必要なピペットの種類と本数も概算して，あらかじめベンチのなかに準備できるようにしておきます。

2．継代できる状態か確認する

　前日に細胞を観察し，翌日が継代のタイミングだろうと予測しておきます。そして，当日に，細胞を継代できる状態かどうかを顕微鏡で確認します。

①顕微鏡で観察する

　顕微鏡での観察は，第8項の『リスクマネジメントな培地交換』[1]でご説明したように，継代に使用する細胞の容器を観察します。もし，2枚を継代するのであれば，2枚ともしっかり観察します。もし，1枚にカビが生えていたりすると，2枚ともがダメになってしまいます。

②画像を保存する

　第8項でも述べましたが，継代前にも画像を撮影して保存しておくことをお勧めします。もし，継代がうまくいかなかった場合，「継代前は細胞は元気だったんです！」と口で説明するより，論より証拠で，画像を撮っておけば，誰もが確認できます。ファイル名，画像の格納場所などを記載するシート，あるいは培養記録シートに記入欄を作っておくとよいと思います。

③継代のタイミングを判断する

　培養容器の60〜80%になるぐらいに細胞が増えたときに，継代することをお勧めします。90%近いコンフルエントに近い状態で継代するのもよくありませんし，早すぎても細胞にダメージを与えます。判断に慣れない間は，経験者の方

に，継代のタイミングを判断してもらうのがよいと思います。もし培養室にPCがあるのであれば，画像を撮影して，その場で，細胞占有面積率を画像処理で算出できるようにしておくとよいと思います。

　もし，継代しようとしている細胞が正常細胞だった場合で，すでにコンフルエントになってしまっていたら，細胞を凍結細胞から起こし直したほうがよいでしょう。

　また，培養容器の60〜80%となっていなくても，一部に偏って細胞が接着していて，そのエリアの細胞が60〜80%を占めていれば，継代したほうが良いです。

　以上の作業を行ったら，いったん細胞はCO_2インキュベーターに戻します。

3．ベンチの準備

　継代作業をするためのベンチの準備を行います。

①ベンチをレイアウトする

　PBS (-) や培地，トリプシン-EDTA溶液などさまざまな試薬を取り扱います。第8項で述べたように，自分でイメージして，作業しやすいようにそれぞれを配置します。ご自身の手の長さや身長によりレイアウトは変わります。いろいろ動かしてみて，作業しやすい場所を探してみましょう。

②必要な消耗品を準備する

　培地やPBS (-) を分取するためのチューブや，播種用の培養容器，ピペットなどをベンチのなかに入れます。ピペットの個包装を入れる際には，70%エタノールを含ませたガーゼや紙ワイパーなどで埃やゴミなどを清拭して，ベンチ内に入れます。

③試薬や培地は必要な量を分取する

培地：

　培地は必要な量を見積もって，あらかじめ分取します。トリプシン-EDTA処理した後，細胞を回収するために使用する培地は，室温か，場合によっては冷やしておいたほうがよいこともあります。遠心後，播種用の培地は別にして温めておきます。培地を分取したら，培地のボトルは4℃の冷蔵庫に戻しておきます。

トリプシン-EDTA溶液：

　トリプシンは，4℃の冷蔵庫のなかに置いていても自己消化して活性が低下していきます。できれば，1日で使い切る程度に分注しておいたほうがよいです。1日では無理な場合でも，せめて3日以内で使い切れるように分注しておくことをお勧めします。分注したら，－20℃で保存します。継代する際には，前日あるいは当日の朝に冷凍庫から冷蔵庫に移動させておきます。

PBS(-)：

　トリプシンは，カルシウムイオンやマグネシウムイオンがあると，その活性が阻害されます。そのため，培地をPBS(-)で洗い流します。培地に血清が含まれている場合，2回洗浄したほうがよい場合が多いです。温度変化による影響などはありませんが，クロスコンタミを避けるために，事前に必要な量を分取しておいたほうがよいでしょう。

4．細胞を分散し，回収・遠心して，播種する

　ベンチの準備ができたら，いよいよ細胞を分散します。培養容器によって作業が少しだけ違いますが，ここでは25cm²フラスコを使う想定で，以下に手順を記載します[2]。

・CO_2インキュベーターから培養容器を出す。
・70％エタノールを含ませたガーゼや紙ワイパーで軽く容器を清拭して，ベンチに入れる。
・吸引が稼働することを確認する。
・容器の蓋を開ける。
・細胞が接着している面にピペットの先が当たらないように，フラスコの上下を逆さにして，パスツールピペットで培地を吸引する（パスツールピペットは下から持つこと）。
・パスツールピペットをはずしたら，吸引を止める。
・PBS(-)をピペットで5mL取る。
・上記と同様に，PBS(-)が直接細胞面に当たって剥がれないように，フラスコを逆さにして，PBS(-)を入れる。
・フラスコを逆さにして，パスツールピペットでPBS(-)を吸引する。
・パスツールピペットをはずしたら，吸引を止める。

10 さあ，いざ，継代しよう

・PBS(-)をピペットで5mL取る。
・フラスコを逆さにして，PBS(-)を入れる。
・フラスコを逆さにして，パスツールピペットでPBS(-)を吸引する。
・パスツールピペットをはずしたら，吸引を止める。
・トリプシン-EDTA溶液1mLを蓋のほうからゆっくりと流し入れる。
・蓋をして，フラスコを少し斜めにするなどして，トリプシン-EDTA溶液が細胞接着面全体にいきわたるようにする。
・室温で，顕微鏡のステージ上に培養容器を置いて，細胞の様子を観察する。
・全体の細胞の8割ぐらいの細胞が丸くなり，隣の細胞と離れていることを確認したら，フラスコを手に取り，しっかりとタップして，細胞で白濁した溶液が流れて，細胞が剥がれてきていることを肉眼で確認する（トリプシンを入れてから10分以内）。
・顕微鏡で観察し，細胞が剥がれていることを確認する。
・すばやく70％エタノールを含ませたガーゼや紙ワイパーで軽く容器を清拭して，ベンチに入れる。
・フラスコの蓋を開ける。
・回収用に分取した血清入り培地をピペットで7mL程度取り，細胞接着面に吹きかけるように培地を入れる。容器内の培地を吸い，何度か細胞接着面全体に吹きかけるように培地を入れる。
・細胞接着面に白濁がなくなったら，培地を回収して，新しいチューブに入れる。
・チューブの蓋をして，1000rpm（150～200G），3～5min室温で遠心する。
・遠心している間に，ウォーターバスに入れてあった播種用の培地を取り出し，70％エタノールを含ませたガーゼや紙ワイパーで軽く容器を清拭して，ベンチに入れておく。また，継代用の新しいフラスコもベンチ上に準備する。
・遠心が終わったら，チューブの底にペレットがあり，ペレットの面が波打っていないことを確認する（波打っている場合には，トリプシン処理が長すぎている）。
・そっと70％エタノールを含ませたガーゼや紙ワイパーで軽くチューブを清拭して，ベンチに入れる。
・チューブの蓋を開けて，チューブを斜めに傾け，底より手前にパスツールピペットの先を置き，培地を吸引する。
・パスツールピペットをはずしたら，吸引を止める。
・チューブの蓋をして，チューブの底あたりをタップして，ペレットをほぐす。

75

- ペレットが十分ほぐれたことを確認する。
- 播種用培地を2.2mL入れて、ピペッティングする。
- 0.2mL取って、細胞数を計測する。
- 適切な細胞数密度に希釈する（**図10-1**）。
- 希釈した細胞浮遊液をピペッティングしたら、すぐに新しい25cm²フラスコに5mLずつ入れる。
- フラスコの容器の蓋を閉めて、細胞を観察する。
- 細胞が集まっている箇所がなく、細胞がだいたいシングルセルになっていることを確認する。

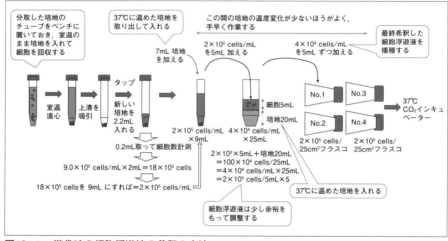

図10-1 継代時の細胞浮遊液の希釈の方法
誰でもできる・はじめての細胞培養（第7回）『眠りから覚めよ、細胞たち』、PHARM TECH JAPAN, Vol.38 No.14, 2022, 図2より改変

なお、トリプシン-EDTA溶液で細胞を分散する場合に、37℃のインキュベーターに入れると作用が強すぎるので、お勧めしていません。また、トリプシン-EDTA溶液を添加して10分以上静置しても、細胞が剥がれないようであれば、トリプシンが古いと思われます。トリプシン-EDTA溶液を1mL追加するなどの対応をします。

もし、接着が本当に強いようであれば、PBS(-)で2回洗った後に、トリプシン-EDTA溶液で洗うという方法もあります。

5．CO_2インキュベーターに静置する

　本書第7項で述べているように[3]，中トレーにフラスコを置いて，CO_2インキュベーターにそっと置きます．細胞が集まっていることが気になるなら，中トレーを15～30°ぐらい傾けて，前後にゆっくり揺らし，4～5秒そのままにして，その後，なめらかに静かに置きます（**図10-2**）．これにより，たいていは細胞が均一になります．

　そして，おまじないです．「元気に育ってね」と細胞に声をかけながら，CO_2インキュベーターの扉をそっと静かに閉めます．周りに誰もいなければ，声を出して言ってください．誰かいたら，心のなかでつぶやいてみてください（笑）．

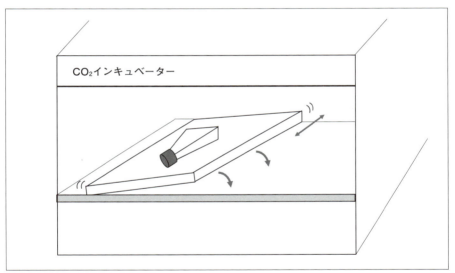

図10-2　細胞を置くときの工夫
　　　　本書第7項図7-4再掲

6．翌日以降，朝イチに細胞を観察する

　通常の細胞であれば翌日，細胞を観察します（iPS/ES細胞など培養条件によっては，翌日は静置が必要な場合もあります）．金曜日に継代したのであれば，月曜日に観察します．もし，細胞の状態に不具合があれば，次に何か対処が必要となるため，朝一番に観察することをお勧めします．

7．チップス

継代を成功させるには，まず準備が大事です。

➢試薬や培地，消耗品が十分あるか確認する。

➢トリプシン-EDTA溶液は新鮮なものを使う。

➢トリプシン-EDTA溶液は決められた時間ではなく，顕微鏡を観察しながら
処理時間を決める。

➢トリプシン-EDTA溶液の処理中，細胞と細胞との間に隙間ができるまでは，
途中でフラスコをタップなどしないで静置する。

➢遠心後，上清を吸ったら，ペレットを確実にほぐす。

➢細胞浮遊液は播種する前に，必ずピペッティングを行う。

継代は，接着細胞においての大イベントです。丁寧にかつすばやく行うために，
準備万端にして作業を行っていただければと思います。

■参考文献
1）古江美保，誰でもできる・はじめての細胞培養（第8回）リスクマネジメントな培地交換，
 PHARM TECH JAPAN　Vol.38　No.15，pp.75-79，2022年
2）古江美保　編著　2019　「6．トリプシン，正しく使えていますか？」　本当に知ってる？
 細胞を培養する方法，pp.36-40，じほう
3）古江美保，誰でもできる・はじめての細胞培養（第7回）眠りから覚めよ，細胞たち，Vol.38
 No.14，pp.53-59，PHARM TECH JAPAN，2022年

10 さあ，いざ，継代しよう

表10-1　培養記録シート

細胞名			継代数		Passage-	
Date		・　　　・	作業者			
作業内容	培地交換・継代		容器		25cm²フラスコ×(　　　)	
					75cm²フラスコ×(　　　)	
					10cmディッシュ×(　　　)	
					6ウェルプレート×(　　　)	
細胞の状態	異常なし　異常あり		コンフルエンシー		目視・解析(　　　)%	
画像撮影	ファイル名：				格納場所	
機器チェック	CO₂インキュベーターNo.		異常なし		異常あり	
	遠心機：		異常なし		異常あり	
	安キャビ：		異常なし		異常あり	

準備①　在庫確認

培養容器：		メーカー：		品番：		Lot：

Medium名					
	Basal medium　REF：		Lot：		開封日：
	Supplements　REF：		Lot：		解凍日：

DPBS REF：		Lot：		開封日：	
トリプシン-EDTA溶液　REF：		Lot：		解凍日：	

準備②　培地調製

Complete medium	必要量(　　　　　)mL		回収用(　　　)mL　播種用(　　　)mL
			希釈用(　　　)mL
	Basal medium (　　　　)mL		
	Supplements (　　　)μL		Final conc.

手順

チェック	Start time	作業内容				
		吸引				
		PBS(-)		mL		
		PBS(-)		mL		
		Trypsin-EDTA		mL		
		顕微鏡に静置		min		
		細胞回収・培地		mL		
		遠心		rpm	min	℃
		吸引				
		Tap				
		培地添加		mL		
		細胞カウント				
			カウント平均			
			細胞数　　(　　　　)cells/mL ×(　　　　)mL			
		細胞浮遊液調製				
		播種密度	(　　　)cells/mL ×(　　　)mL			
		播種	フラスコ no.1	(　　　)cells	(　　)mL	
			フラスコ no.2	(　　　)cells	(　　)mL	
			フラスコ no.3	(　　　)cells	(　　)mL	
			フラスコ no.4	(　　　)cells	(　　)mL	
		検鏡				
		インキュベーター No.				

79

11

普段使いのために，細胞ストックを作製しよう

　さて，次は細胞を凍結しましょう。細胞を解凍し，細胞が増えて，継代できたら，あとは，細胞を凍結できれば，もう怖いものはありません。

　その昔は，細胞を凍結してしまうと形質が変わってしまうので，凍結しないで長期間継代するほうがよいと信じられていました。しかし，長期間にわたる作業により，マイコプラズマ等の微生物のコンタミネーションや，他の細胞が混ざってしまうクロスコンタミネーションなどのリスクがあります[1,2]。細胞バンクから入手した細胞を受領後6カ月以上ユーザーが増殖させたものについては，論文投稿時に，細胞認証テストの証明書の提出を義務付けているジャーナルも増えてきました。また，近年，ゲノム解析の技術が進み，長期間継代維持することによるストレスはゲノム不安定性につながり，形質が変化するという懸念も指摘されるようになりました[3]。これらの理由から，必要不可欠な場合を除き，細胞株は3カ月または10回継代を超えて増殖させないことが推奨されています。

　細胞を入手したら，できる限り早く，細胞ストックを作製することをお勧めします。

　本項では，どのように細胞凍結を進めていくのか，ご説明したいと思います。

1．あらかじめ準備するもの

　細胞を凍結する際には，いくつか注意点があります。元気な細胞を，手早く，温度変化なく，凍結させる作業を行います。そのために，以下のようにあらかじめ準備を行います。

①元気な細胞を準備する

　まず，何よりも，元気に増えている細胞を凍結することです。コンフルエントになり細胞が弱り始めているような状態の細胞を凍結しては，解凍時に細胞が元気に戻ってくれません。計画を立てて，対数増殖期の細胞を凍結するようにしま

す。経験的に，継代する日の1日前の細胞を凍結すると，解凍時に回復がよいようです。細胞増殖曲線を書く前ですと，どのタイミングが対数増殖期かわかりにくいかもしれません。毎日，細胞の増え具合を観察し，一気に増え始めたタイミングです。培養容器の50～70%程度のコンフルエンシーで，継代にはまだ少しだけ早いか，明日ぐらいには凍結できるぐらいの状態がよいと思います。

②手順書を作成する

　細胞凍結作業は，細胞にとって負担となるため，できるだけ速やかに作業を進めることが大事です。そのためには，手順書を作成して，十分な準備をします。

➤使用する試薬名をリストアップし，そのロット，使用開始日などを記載する欄を作る。

➤手順を箇条書きにする。

➤必要な試薬量を見積もり，記載する欄を作る。必要な消耗品量を見積もり，記載する欄を作る。画像を保存する際の必要な情報を記載する欄を作る。

　これらを記載した凍結記録シート（**表11-1**）を作成しておくと便利です。

2．ベンチで準備するもの

　細胞を分散後に細胞の温度を下げたら，その後は，できる限り温度を上げないように作業を行います[4]。そのため，あらかじめベンチで使用するものも冷却しておきます。4℃に保存できるアイスラックや，クラッシュアイスを準備します。

➤使用するチューブなどはあらかじめ冷蔵庫に入れて，冷やしておきます。

➤クライオチューブに，細胞名，凍結日，継代数，あらかじめわかっていれば細胞数，培地条件を記載するか，記載したラベルを貼ります。

➤クライオチューブを立てるアルミラックを70%エタノールを含ませたガーゼや紙ワイパーで軽く容器を清拭して，クライオチューブをセットして，アルミ箔でカバーし，あらかじめ冷蔵庫に入れて冷やしておきます。あまり多い本数を一度に分注しないほうがよいので，10本程度ずつに分けて，セットしておきます。

➤凍結容器（フリージングコンテナ）＊をあらかじめ冷蔵庫に入れて準備しておきます。

➤吸引が稼働することを確認しておきます。

＊：細胞を凍結する際は1分1℃で冷却することが好ましいとされています。イソプロピルア

表11-1　凍結記録シート

細胞名			継代数	Passage-
Date	・　　・		作業者	
作業内容	培地交換・継代 ・凍結		容器	25cm²フラスコ×(　　　) 75cm²フラスコ×(　　　) 10cmディッシュ×(　　　) 6ウェルプレート×(　　　)
細胞の状態	異常なし　異常あり		コンフルエンシー	目視・解析(　　　)%
画像撮影	ファイル名：			格納場所
機器チェック	CO₂インキュベーターNo.	異常なし	異常あり
	遠心機：	異常なし	異常あり
	安キャビ：	異常なし	異常あり

準備①　在庫確認				
培養容器：		メーカー：	品番：	Lot：
Medium名				
	Basal medium　REF：		Lot：	開封日：
	Supplements　REF：		Lot：	解凍日：
DPBS REF：		Lot：		開封日：
トリプシン-EDTA溶液　REF：		Lot：		解凍日：

準備②　培地調製			
Complete medium	必要量(　　　　)mL		回収用(　　　)mL 再浮遊用(　　　)mL
	Basal medium	(　　　　)mL	
	Supplements	(　　　)μL	Final conc.
20%凍結保存液	必要量(　　　　)mL		DMSO　製品番号
	DMSO添加量(　　　　)mL		ロット番号
予定凍結保存バイアル数	(　　　　　)本		予定細胞数(　　　)cells/1mL/vial
他準備するもの	アルミラック 凍結コンテナ クライオチューブ		

手順

チェック	Start time	作業内容				
		吸引				
		PBS(-)		mL		
		吸引				
		PBS(-)		mL		
		吸引				
		Trypsin-EDTA		mL		
		顕微鏡に静置		min		
		細胞回収・培地		mL		
		遠心		rpm	min	℃
		吸引				
		Tap				
		培地添加		mL		
		細胞カウント				
			カウント平均			
			細胞数　　(　　　)cells/mL ×(　　　)mL			
		細胞浮遊液調製				
			(　　　)cells/mL ×(　　　)mLに調製			
		20%DMSO溶液混和	(　　　　)mL＋20%DMSO溶液(　　　)mL＝合計(　　　)mL			
		分注	(　　　　)mL/ vial ×(　　)本			
		−80℃				
		液体窒素				

ルコールを入れて使用する容器や，1分1℃で冷却することが可能な素材のコンテナも市販されています。

3．凍結保存液の準備

近年，さまざまな凍結保存液が販売されています。それぞれの細胞種や培養条件に合わせた凍結保存液の手順に従って調整をします。

従来より使用されているジメチルスルホキシド（DMSO）を用いてiPS細胞も含めて，ほとんどの細胞が凍結保存可能です。ここではDMSOを用いた凍結保存をご紹介します。

➢ 凍結する細胞を培養するためのサプリメントや血清などを加えた完全培地を調製して，最終的に作製する細胞浮遊液の半分量＋アルファの液量を分取して，4℃に冷却します（図11-1）。
➢ 細胞凍結保存用DMSO**を，上記完全培地の20％となるように添加して，泡立てないようにピペットでよく混ぜ，すぐに4℃に冷却します（図11-1）。

＊＊：細胞凍結保存用DMSOは，不純物を極力抑えた高純度品でPyrogen-free, Endotoxin-free, Mycoplasma-freeのものを使用することをお勧めします。吸水性が高いため，開封後は空気ができるだけ入らないように小分けし，なるべく早めに使用することをお勧めします。アンプルに分注してあるものや，小瓶の購入が望ましいでしょう。

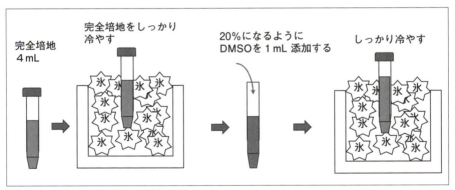

図11-1　20％DMSO溶液の調製の流れ

4．細胞を分散・回収，細胞浮遊液を調製

①画像を保存する

凍結する際には，その前に，必ず画像の保存をお勧めします。ファイル名，画像の格納場所などを記載します。

②細胞の分散・回収

　細胞の継代時と同様に，細胞を分散させた後，凍結保存液に入れて，クライオチューブに分注します。その一連の作業を下記に説明します（**図11-2**）。

・CO_2インキュベーターから培養容器を出す。
・70%エタノールを含ませたガーゼや紙ワイパーで軽く容器を清拭して，ベンチに入れる。
・容器の蓋を開ける。
・細胞が接着している面にピペットの先が当たらないように，パスツールピペットで培地を吸引する（パスツールピペットは下から持つこと）。
・パスツールピペットをはずしたら，吸引を止める。
・PBS(-)をピペットで取る。
・上記と同様に，PBS(-)が剥がれないように，静かにPBS(-)を入れる。
・パスツールピペットでPBS(-)を吸引する。
・パスツールピペットをはずしたら，吸引を止める。
・PBS(-)をピペットで取る。
・PBS(-)を入れる。
・パスツールピペットでPBS(-)を吸引する。
・パスツールピペットをはずしたら，吸引を止める。
・トリプシン-EDTA溶液1 mLを蓋のほうからゆっくりと流し入れる。
・蓋をして，フラスコを少し斜めにするなどして，トリプシン-EDTA溶液が細胞接着面全体にいきわたるようにする。
・室温で，顕微鏡のステージ上に培養容器を置いて，細胞の様子を観察する。
・全体の細胞の8割ぐらいの細胞が丸くなり，隣の細胞と離れていることを確認したら，容器を手に取り，しっかりとタップして，細胞で白濁した溶液が流れて，細胞が剥がれてきていることを肉眼で確認する（トリプシンを入れてから10分以内）。
・顕微鏡で観察し，細胞が剥がれていることを確認する。
・すばやく70%エタノールを含ませたガーゼや紙ワイパーで軽く容器を清拭して，ベンチに入れる。
・容器の蓋を開ける。
・回収用に分取した完全培地をピペットで，細胞接着面に吹きかけるように培地を入れる。容器内の培地を吸い，何度か細胞接着面全体に吹きかけるように培

11 普段使いのために，細胞ストックを作製しよう

地を入れる。
- 細胞接着面に白濁がなくなったら，培地を回収して，新しいチューブに入れる。
- チューブの蓋をして，1000rpm（150〜200G），3〜5minで遠心する。
- 遠心が終わったら，チューブの底にペレットがあり，ペレットの面が波打っていないことを確認する（波打っている場合には，トリプシン処理が長すぎている）。
- そっと70%エタノールを含ませたガーゼや紙ワイパーで軽くチューブを清拭して，ベンチに入れる。
- チューブの蓋を開けて，チューブを斜めに傾け，底より手前にパスツールピペットの先を置き，培地を吸引する。
- パスツールピペットをはずしたら，吸引を止める。
- チューブの蓋をして，チューブの底あたりをタップして，ペレットをほぐす。
- ペレットが十分ほぐれたことを確認する。
- 完全培地を2.1mL入れて，ピペッティングする。
- 0.1mL取り，細胞浮遊液は氷中に入れる。
- 細胞数を計測する。
- 2×10^6 cells/mL***となるように希釈する。

***：2×10^6 cells/mLに調製後，等量の凍結培地と混ぜるので，最終的には，1×10^6 cells/mL/vialになるという想定です。きっちりとした数字でなくてもよいと思いますが，1×10^6 cells/vial，あるいは0.5×10^6 cells/vialにしておくと便利だと思います。

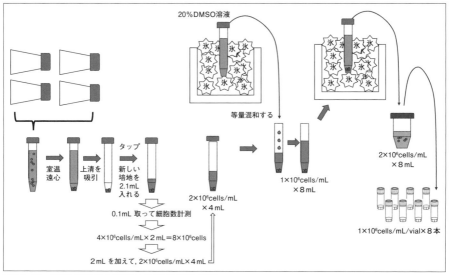

図11-2 　細胞分散から凍結までの作業の概要

5．細胞浮遊液を凍結保存液に入れる

　$2×10^6$cells/mLに調製した細胞浮遊液と同量の20%濃度DMSO凍結保存液を混和させます。50mLチューブや，あるいは25mLチューブで混和させると，扱いやすいです。

　DMSO溶液を細胞浮遊液に混ぜると熱が出ます。できる限り，細胞浮遊液の温度が上昇しないように，速やかに作業を行います。

　例えば，$2×10^6$cells/mLを4mL準備できたとして，作業ステップを記載します。

➢4℃に保存していた$2×10^6$cells/mLに調製した細胞浮遊液4mLを25mLチューブに入れる。

➢20%濃度DMSO凍結保存液4mLをゆっくりと滴下していく。25mLチューブは，溶液を撹拌するようにゆっくりと回しながら，凍結保存液を入れる。

➢4mLすべて入れたら，ゆっくりと静かにピペッティングを行う。

➢よく混ざったら，すぐに氷中に入れる。

➢温度が下がるまで3〜5分程度静置する。

6．クライオチューブに入れる

　冷やしておいたクライオチューブに凍結保存液に浮遊させた細胞を分注していきます。

➢冷やしておいたアルミラックの底を70%エタノールを含ませたガーゼや紙ワイパーで軽く容器を清拭して，被せてあったアルミホイルをはずして，ベンチ中央に置く。

➢クライオチューブの蓋を緩める。

➢1000μL用マイクロピペットを70%エタノールを含ませたガーゼや紙ワイパーで軽く容器を清拭してベンチに入れる。

➢ゲノム用の1000μL用のチップ（チップ先端径が大きいチップ）のラックを，ベンチ内のリーチしやすい場所に置く。

➢10%濃度DMSO凍結保存液の細胞浮遊液の入った25mLチューブを70%エタノールを含ませたガーゼや紙ワイパーで軽く容器を清拭して，ベンチ内に入れる。

➢上記のチューブの蓋を開けて，左手に持ち，ゆっくりと回して撹拌しながら，

1000μL用マイクロピペットにゲノム用チップを付けて，静かに3〜4回ピペッティングを行い，1mLを分取する。

➤チューブを置いて，クライオチューブの蓋を左手で取り，細胞浮遊液を入れる。

➤マイクロピペットを置いて，クライオチューブの蓋を閉め，ベンチサイドに置いたクラッシュアイスか，4℃のアイスボックスに入れる。

➤上記の手順を繰り返し，すべてクライオチューブに入れたら，凍結容器にすべてのクライオチューブを入れて，−80℃のディープフリーザーに入れる。

7．翌日，クライオチューブを液体窒素タンクに移動させる

−80℃のディープフリーザーに入れたクライオチューブは，翌日以降，できるだけ早くに液体窒素タンク，あるいは−150℃の超低温冷凍庫に移動させます。

iPS細胞の場合，−80℃に1週間以上置くと，急激に解凍時の生存率が低下します。安定した形質を示すがん細胞でも，3カ月程度までと言われています。できるだけ早くに超低温の環境下に移動させます。−80℃で1年間保存できると言われている凍結溶液を使用していても，液体窒素タンクや−150℃で保管することをお薦めします。

8．解凍できることを確認する

細胞の凍結は，クライオチューブを液体窒素に入れて，終わりではありません。凍結した細胞を解凍して，元気に増えることを確認して，「凍結できた」といえます。凍結に使用した細胞は，一部継代して継続して増やしておきます。そして，解凍できたら，その細胞を使い，継代していた細胞は，なにか別の実験に使うか，破棄します。

9．凍結ストックの数

細胞株は3カ月または10回継代を超えて増殖させないことが推奨されています。安定した細胞株を使用して，3カ月以内に1つの実験を終えることができる想定であれば，そのまま継続培養していても，大きな問題はないかもしれません。しかし，やはり通常は，3カ月以上は実験を行っているのではないでしょうか。

筆者が最近お薦めしているのは，毎回実験ごとに，解凍するというプロトコールです。あらかじめ，その細胞を用いて実験する回数を想定し，その分だけ，細胞ストックを作製します（図11-3）。実際には，その後もその細胞株を使って実

験するかもしれないことを考えて，最低50本のストックを作製しています。毎回，解凍からの1度，あるいは2度継代して実験を行うと，実験結果も安定します。一度，お試しいただければと思います。

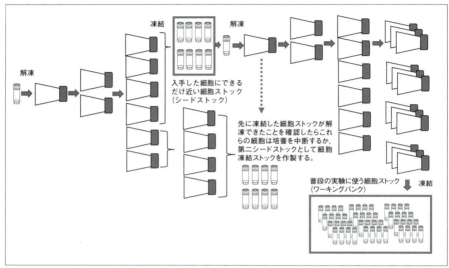

図11-3　ワーキングバンク作製の流れ

10. チップス

　凍結を成功させるにも，まず準備が大事です。
➢元気に増えている細胞を準備する。
➢試薬や培地，消耗品が十分あるか確認する。
➢トリプシン-EDTA溶液は新鮮なものを使う。
➢トリプシン-EDTA溶液は，決められた時間ではなく，顕微鏡を観察しながら処理時間を決める。
➢DMSO溶液はハイグレードのものを使用する。
➢培地とDMSOを混和する際にはよく冷やす。
➢すばやく作業を行う。
➢ストックを解凍して，元気に増えることを確認する。

　凍結も，細胞培養においては，重要な作業です。丁寧にすばやく行えるよう，準備万端にして作業することを心がけていただければと思います。

■参考文献

1) 古江美保 編著 2019「9. あなたも細胞を混ぜていませんか？」本当に知ってる？ 細胞を培養する方法，pp.60-65，じほう

2) Pamies D, Leist M, Coecke S, Bowe G, Allen DG, Gstraunthaler G, Bal-Price A, Pistollato F, de Vries RBM, Hogberg HT, Hartung T, Stacey G. Guidance document on Good Cell and Tissue Culture Practice 2.0 (GCCP 2.0). ALTEX. 2022 ; 39 : 30-70. doi : 10.14573/altex.2111011.

3) International Stem Cell Initiative ; Screening ethnically diverse human embryonic stem cells identifies a chromosome 20 minimal amplicon conferring growth advantage. Nat Biotechnol. 2011 Nov 27 ; 29 (12) : 1132-44. doi : 10.1038/nbt.2051

4) Ozawa M, Ozawa Y, Iemura M, Kohara A, Yanagihara K, Furue MK, (2014) A simple improvement of the conventional cryopreservation for human ES and iPS cells. Protocol Exchange doi : 10.1038/protex.2014.012

12

コンタミしないための7か条

　これまで一連の操作をご説明してきました。これでだいたいの準備や操作についての手順はご理解いただけたのではないかと思います。

　とはいえ，実際の培養の場面で『よくコンタミする』ということがありますでしょうか？「抗生物質を入れていないとコンタミするのは当たり前」と思っているようだと，今までご説明したことを，まだご理解いただけていないように思います。SNSで，コンタミしないための操作の基本についてアップしたところ，少なくない皆様にシェアしていただきました。困っていらっしゃる方が少なからずいらっしゃるようです。本項では，小括として，バクテリアのコンタミネーションや細胞のクロスコンタミネーションのリスクをできるだけ避けるために，安全で確実な操作7か条をご説明したいと思います。

1．コンタミの原因

　まず，バクテリアのコンタミネーション，いわゆる「コンタミ」の原因が何であるのか，原因を確認する必要があります。「そんなことがわかっていたら，コンタミしないよ～」と思われるかもしれません。ですが，2～3カ月に1度程度コンタミするぐらいであれば，それは作業が原因と思われます。一方，環境に原因がある場合，かなり頻繁にルーティンにコンタミが発生します。ほぼ毎日，あるいは1週間に数回も発生することが続いているのであれば，環境に原因がある可能性が高いです。

2．培養室の空調の風の流れ

　作業はとてもよく気をつけているし，添加するサプリメントの無菌性も確認したのに，毎日コンタミするという相談はよく受けます。そのとき，エアコンの風はどうなっていますか？　風が直接ベンチやインキュベーターに吹き込むようになっていませんか？　と聞くと，「あ～，そうです！」と返事が返ってくることが多いです。コンタミの原因が空調であることは，少なくないのです。

　本書第8項の「リスクマネジメントな培地交換」の図8-1[1)]でご説明したよ

うに，床掃除をあまり十分にせず，埃が床に溜まっている状況で，エアコンからの空気が一度床に降りて，床から埃を舞い上げるように流れて，ベンチやCO₂インキュベーターに吹き込むようになっていると，ほぼ毎日コンタミします。新しい備品を入れてレイアウトを変更したり，新しい培養室に入った際にコンタミが増え始めたら，原因は空調である可能性が高いと思われます。

- 可能ならレイアウトを変更して，風がベンチやインキュベーターに吹き込まないように配置しましょう。
- レイアウトを変更できない場合，エアコンの風の流れを変えるようにカバータイプの風よけを設置することをお勧めします。
- また，ベンチの作業者の後ろあたりに衝立を設置することによって，空気の流れを調整してみてはいかがでしょう？

　環境が原因とお話すると，よくどこまできれいにすればいいですか？　という話になってしまいます。

　昔の筆者の経験談をご紹介します。培養室の隣のベンチで，同僚がマウスから骨芽細胞を採取した後，隣の培養室に移動して培養するため，採取した後，後片づけをせずに放置していることがよくありました。筆者が仕方なく片づけていましたが，片づけてもらえることが当たり前のようになるとともに，あまりに頻繁なので1週間放置していました。その隣で培養していましたが，筆者の細胞がコンタミすることはありませんでした。並列でゴミがある場合には，風に乗って入ってこないようです。つまりそれほど神経質にきれいにする必要はないと思われます。とはいえ，まず，毎朝，最初に培養室に入ったら，床や実験台などを70%エタノールで拭いて，埃は舞い上がらないように掃除することをお勧めします。

3. CO₂インキュベーター

　過去に，CO_2の供給用のチューブの差し込みにカビが発生し，庫内にカビの充満が止まらなかったという事例を聞いたことがあります。一方，筆者が大学院生だった大昔の話ですが，インキュベーターはカビだらけでした。ですが，培養経験の浅い筆者でもコンタミはしませんでした。最近のCO₂インキュベーターは，庫内に循環する空気を滅菌，殺菌できるタイプのものが多く，インキュベーターが原因であることは少ないと思われます。ですが，基本的なことは行っていただくほうが良いと思います。

- CO₂インキュベーターは，定期的に庫内を除菌する。

- 加湿用の水は，滅菌した精製水で１週間に１度程度交換する。殺菌効果として EDTAを加えても良い（防腐剤は，培養条件によって細胞毒性がある場合もあります）。
- なかの棚板やトレーなどは定期的に乾熱滅菌して使用する。

　インキュベーターの除菌作業は，休暇のタイミングごとで良いと思います。年末からお正月にかけて，５月のゴールデンウィーク，夏休みなどのタイミングだと実施しやすいのではないでしょうか？

4．培地は他の人と共用しない

　大きな500mLボトルにそのまま血清などのサプリメントを入れて，そのまま培地を取って培地交換するのは，バクテリアやカビなどのコンタミネーションだけではなく，細胞のクロスコンタミネーションのリスクがあります[2, 3]。リスクを下げるために，本書第８項の図８-３[4]でご説明したように，以下のように行います。

(i) 培地は個人使用にする

　他の人が行った作業がどのようなものかわからないことが多いかと思います。できる限り，培地はワンユーザーにすることをお勧めします。

(ii) 500mLの培地のボトルから分注する

　培地のボトルの開け閉めを何度も行ったり，冷蔵庫から出す回数が多いと，コンタミのリスクがあるとともに，培地の品質も低下してしまいます。開封したら，50mLチューブに40mLずつ分注するか，100mLの小さいディスポーザブル培養容器に分注することをお勧めします。それぞれボトルはしっかりとパラフィルムを巻いて，空気の出入りがないようにします。

　分注した培地は使い切りにして，残さないようにします。

(iii) 必要量だけ分取する

　もし，どうしても分注できない，したくない場合には，ボトルから必要な量だけをチューブに分取し，培地ボトルを速やかに冷蔵庫に戻します。決して，ボトルごと37℃のウォーターバスに入れないようにしましょう。

5．コンタミしないための操作・7か条

　環境は問題なく整備されているにもかかわらず，2～3カ月に1度程度はコンタミしてしまう場合には，操作に何か原因がある可能性が高いと思います。

　使用する培地やサプリメントを分注した際にコンタミさせる，あるいは，共用している培地が誰かの操作によってコンタミしていたという場合があったとしても，それはやはり操作が原因かと思います。

　次の7か条を守っていただくと，コンタミの回数は減るのではないかと思います。

①蓋を開けた上は通らない

　チューブのキャップを開けた上，培養容器の蓋を開けた上を，次の操作のために手が通っていないでしょうか？

　手や腕には思わぬゴミや埃が付いている場合があります。いくらクリーンベンチ，安全キャビネットのなかとはいえ，大きな埃やゴミは落ちてしまいます。気がつかないうちに，容器のなかに埃を入れているのかもしれません。蓋を開けた容器の上を通らないようにするためには，第8項の図8-2[5]でご説明したように，作業スペースの整理整頓と次の作業を考えたレイアウトが必要です[6]。

　作業を開始する前に，必要な器具や消耗品が揃っているかどうかを確認します。各種容量のピペット，電動ピペット，チューブ，チューブ立て，マジックなどを確認し，自身の手のリーチを考えた，ベンチレイアウトを整えます。作業をする際に，手がクロスしないように右に置くもの，左に置くもの，奥に置くものなど，考えて配置します。作業ごとに，必要なものは変わってきますので，1つの作業が終わって，次の作業を進める際には，配置し直すこともお勧めします。

②滅菌されているものを持ったら目を離さない

　無菌ピペットを持って，そこから目を離して，ピペットの先が試験管立てに当たってしまう，ということを気がつかずに作業している場合があります。いったん無菌なピペットを持ったら，絶対にピペットからは目を離さないようにしましょう。よくあるのはピペットの包装を捨てようとピペットを持ちながらゴミ箱を見る。これは絶対にやってはいけません。ゴミは見ずに捨てられるようにゴミ箱を配置するか，後で捨てるか，床に落として後で拾うようにしましょう。

③ピペットの包装は破らない

　個別包装のピペットを取り出す際，包装をビリッと破って，そのままぐちゃぐちゃっと取り出す方が多いように見受けます。手で触った箇所に滅菌されたピペットが接触していないでしょうか（**図12-1**）。

　個別包装のピペットを取り出す際，包装をバナナの皮を剥くように開き，開いた部分を外側に折りしっかりとホールドして持ってからピペットを抜きましょう。

　また，電動ピペッターにピペットを差し込んだときに印字の向きを変えるときは手を下から入れて上のほうを持って向きを変えます。上から持たないようにしましょう。

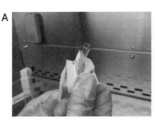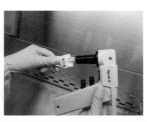
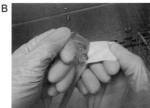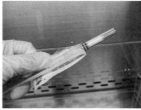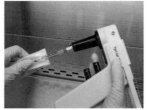

図12-1　ピペットの包装の開け方
　　A：お勧めできない操作方法
　　　ピペットの個包装を破って開封し，そのまま電動ピペッターに差し込む。滅菌されていない外側に無菌されている部分が接触する可能性があるので，お勧めできません。
　　B：包装はバナナの皮を剥くようにそっと埃が立たないように開封する。
　　　手で持った袋の断端がピペットに当たらないように両側をしっかり持つ。外側の無菌されている部分が接触しないようにしっかりと電動ピペッターに差し込み，ゆっくりと包装を抜き取る。
　　Pharm Tech Japan, Vol.31 No.11，2015年8月号．本当に知ってる？ 正しい細胞培養の手法（その3）ピペットの個包装を正しく開封していますか？ 写真3，4，5，6より改変

④吸引時のピペットは外すまで吸引を止めない

　培地などを吸引する際，パスツールピペットを下に向けたまま，吸引ペダルを外していないでしょうか？　滅菌されていないチューブのなかの廃液が逆流してチューブのなかに戻ってしまう可能性があります。

吸った後は吸引用ピペットを上に向けて，ピペットを外すまで吸引ペダルは踏んだままにしましょう。ピペットを外してから，ペダルを離して，吸引を止めます。

⑤チューブは端を持たない

片手で蓋とチューブを持つ方に多いのですが，チューブの開口部に近い部分をぐっと握る方が意外にも多いです。開口部は，ピペット操作の際に当たる場合があります。チューブはできるだけ真ん中あたりを持ちましょう（**図12-2**）。

また，完全な無菌状態が担保される場合には，転倒混和することも可能ですが，一般の培養室では転倒混和はお勧めしません。

また，15mLや50mLのチューブにマイクロピペットを突っ込まないようにしましょう。滅菌されたサンプルチューブに分取してから使用するか，あるいは，高さが半分の25mLのミニの遠心管を使用することをお勧めします。

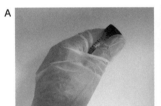 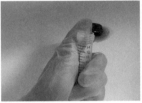 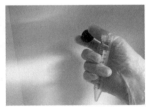
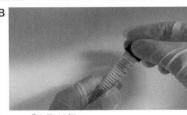 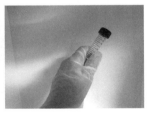

図12-2 チューブの取り扱い
　A：チューブを片手で開ける場合は注意が必要です。開けた後，チューブの開口部に手が当たっているとコンタミの原因になる可能性があります。
　B：チューブの蓋は両手で持って開け，チューブを持つ際には，真ん中あたりを持つことをお勧めします。
　Pharm Tech Japan，Vol.38 No.14，2022年11月号，誰でもできる・はじめての細胞培養（第7章）眠りから覚めよ，細胞たち，図7-1より

⑥培養容器はフラスコにする

ディッシュは，操作の際に培地があふれたり，移動の際に培地がこぼれたりして，不潔になるリスクが高いです。フラスコにすると，そのリスクが大幅に減り

ます。蓋がフィルターメンブレンであれば，さらに安心だと思います。

⑦培養容器の移動はトレーを使う

　ディッシュを使う場合，ベンチからインキュベーターへの移動は必ずトレーを使用しましょう。トレーは平行になるように持ちます。

　フラスコの場合には，トレーが必須ではありませんが使用したほうが作業が安定すると思います。蓋のほうが少しだけ角度が上になるように持ちます。

　もし，中トレーがない場合には，アイスラックの発泡スチロールの蓋を代用すると良いと思います。

　環境要因や準備として気をつけることもありますが，操作として気をつけることは，下記の7つです。
1．蓋を開けた上は通らない。
2．滅菌されているものを持ったら目を離さない。
3．ピペットの包装は破らない。
4．吸引時のピペットは外すまで吸引を止めない。
5．チューブは端を持たない。
6．培養容器はフラスコにする。
7．培養容器の移動はトレーを使う。

　皆様のコンタミが減りますように願っております。

■参考文献
1）古江美保：誰でもできる・はじめての細胞培養（第8回）リスクマネジメントな培地交換．Pharm Tech Japan，Vol.38 No.15，p.75（2022），図1
2）古江美保 編著 「9．あなたも細胞を混ぜていませんか？」，本当に知ってる？ 細胞を培養する方法，pp.60-65，じほう，2019 https://doi.org/10.11418/jtca.37.123
3）諫田泰成 他：細胞培養における基本原則，組織培養研究，36巻2号，pp.13-19，2017 https://doi.org/10.11418/jtca.36.13
4）古江美保：誰でもできる・はじめての細胞培養（第8回）リスクマネジメントな培地交換．Pharm Tech Japan，Vol.38 No.15，p.78（2022），図3
5）古江美保：誰でもできる・はじめての細胞培養（第8回）リスクマネジメントな培地交換．Pharm Tech Japan，Vol.38 No.15，p.77（2022），図2
6）古江美保 編著 「1．ベンチをアレンジしていますか？」，本当に知ってる？ 細胞を培養する方法，pp.1-7，じほう，2019

13

細胞増殖曲線が必要なわけ

　細胞増殖曲線の測定の仕方は，「本当に知ってる？ 細胞を培養する方法」
にも記載しています。ですが，SNSで「細胞増殖曲線を測定するといいで
すよ」とつぶやいたら，「面倒でいちいちやってられないよ」とか，「普通の
継代時の測定で十分」といった反応が見られました。細胞増殖曲線の測定は，
継代を実施する際だけでなく，細胞の品質管理や，アッセイを行う際の細胞
密度の決定のためにも重要なのです。おっしゃるとおり，わざわざ増殖曲線
を取るのは面倒です。ですが，それを怠っていたばかりに，論文投稿段階に
なってデータの取り直しになってしまうことも起こりえます。急がば回って
いただき，面倒でも測定していただくことをお勧めします。本項では，なぜ
細胞増殖曲線を測定する必要があるのかについてご説明します。

1．維持培養のために細胞増殖を把握する

　継代を行う際，すべての細胞を継代しようと思っても，作業中に細胞はさまざ
まな理由で失われてしまいます[1]（図13-1）。トリプシン処理時間が長すぎてし
まい細胞にダメージを与えたり，逆にトリプシン処理時間が短くてプレートに細
胞が残ってしまったりします。また，遠心後に上清を取り除く際に，誤って細胞
を吸ってしまったりすることもあるでしょう。継代の作業時間が長いと，やはり
細胞にダメージを与えてしまい，継代後の細胞の増殖に影響を与えてしまいます。
維持培養における細胞の増殖は，作業者の技術に大きく依存します。そのため，
1つの実験を行う際には，できる限り，作業者を決めて継代を行うことが望まし
いと思われます。とはいえ，現実的には難しいケースも多いかと思います。その
ような場合，継代作業を行う担当者がそれぞれ細胞増殖を測定して，大きく差が
ないことを確認しておくと，実験間の差が少なくなると思います。もし，増殖に
差があるようであれば，作業に何か問題があると思われます。作業者間で確認し
合うか，熟練者に作業を確認してもらうことをお勧めします。

97

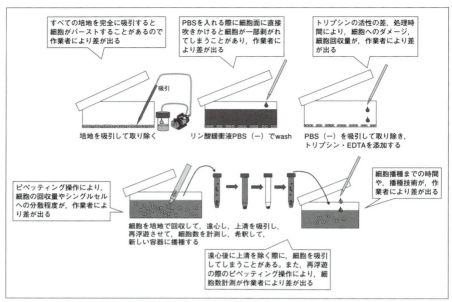

図13-1　作業者により，細胞数に影響が出る可能性のあるステップ

2．細胞の増殖速度は細胞密度によって変わる

　本書第9項の『培養カレンダーを作る』[2]で少しご説明しましたが，がん細胞などの株化細胞の多くは，播種密度が高いと増殖速度が速く，播種密度が低いと増殖速度が遅くなる現象が見られます。細胞密度と比例して増えていく細胞種もありますが，播種密度が低すぎると形質が変わってしまう細胞種もあります。もちろん，細胞密度が高すぎても，同様のことが起きる可能性があります。

　細胞株によっては，播種密度が決められていたり，継代方法が決まっているものもあります[3]。例えば，NIH/3T3は細胞の特性を維持するために1：3で3回／週継代します[4,5]。この細胞はコンフルエントになるとコンタクト・インヒビション（接触阻止）により増殖が止まります。また，80％以上のコンフルエントまでの培養を繰り返し行ったり，長期間継続して培養すると，形質転換することが広く知られています。ですが，指定の細胞密度で播種しても培養環境や条件により，増殖速度は変わります。各自で増殖速度を把握して，適切な播種密度と継代のタイミングを設定して，維持培養する必要があります。

　これらの細胞だけでなく，培養細胞は継代の方法が異なると，形質が変化する

可能性があります。データシートに記載されている細胞密度を含めて前後の密度
で，細胞増殖速度を測定しておくことをお勧めします。

3．血清のロットチェックのための細胞増殖曲線

　近年，動物実験の適切な施行の国際原則である３Rs（Reduction（動物数の削
減），Refinement（動物に対する苦痛軽減），Replacement（動物を用いない代
替法への置換））の推進により，無血清培地を用いた培養が推奨されてはいます[1,6]。
とはいえ，血清により細胞増殖が促進される細胞種は多いため，まだ広く血清を
使用した培養が行われているかと思います。

　血清には，成長因子，ホルモン，接着因子や未知の因子が含まれており，また，
その濃度にもばらつきがあります[1,6,7]。そのため，培養細胞の表現型の安定性
に影響を与え，実験結果に影響を及ぼす可能性があります。例えば，多能性幹細
胞の分化傾向や組織形成に影響を与えたり，ヒト骨髄間葉系幹細胞において，安
定しない転写プロファイルを誘導するなどの報告があります[8]。

　そのため，ロットが異なると細胞の増殖をサポートする能力が劇的に異なる可
能性があるため，新しいロットを使用する際には，細胞の接着能，増殖能，コロ
ニー形成能，シングルセルでの生存率などを確認する必要があります[1,7,9]。通
常使用する10％の濃度の条件だけでなく，さまざまな濃度で検討します。１％
などの低い濃度のほうが差が検出されやすいことがあります。ロットチェックテ
ストを行う際に，前まで使用していた血清の影響を持ち込む可能性も高いため，
付着細胞は継代してテストに用います。浮遊細胞の場合には遠心してそれまでの
血清をwashしてからテストに使用します。

4．品質管理としての細胞増殖測定

　生体から取り出して，*in vitro*で細胞を増やす細胞培養において，生体の生理
環境にできるだけ近い条件にして培養することが望ましいと考えられます。しか
し，残念ながら，まだ完全に生理環境が解明されておらず，細胞培養を行うこと
により，細胞にストレスを与えると思われます。また，条件に適応するために選
択的に特定の集団が増殖し，集団全体に取って代わるのではないかとの推察もあ
ります。

　前述したNIH/3T3細胞において，コンタクト・インヒビッションにより増殖
が停止していたものが，増殖が停止しなくなったら，形質転換したことになりま

す。また，異なる細胞種を作業中に混ぜてクロスコンタミネーションを起こしてしまい，増殖が速い細胞株の集団に変わってしまった場合，細胞増殖速度が変わります。マイコプラズマがコンタミネーションした場合は，細胞増殖速度が低下します。

このように，細胞の品質，形質の確認のために，細胞増殖速度の測定はとても有用なのです。細胞ストックを作ったら，そのストックを解凍して細胞増殖を測定します。ストックの細胞の品質チェックとして，細胞増殖を把握しましょう。

5．ヒト多能性幹細胞における細胞増殖の把握

ES細胞やiPS細胞を長期に培養を継続すると，遺伝的変化を獲得し，その変化が増殖や分化の特性に影響を与えることが明らかになっています[10, 11]。

International Stem Cell Initiative[11]は，世界38の研究所から寄せられた125のヒト胚性幹（ES）細胞株と11の人工多能性幹（iPS）細胞株について，培養中に生じる遺伝的変化を分析しました。ほとんどは核型的に正常でしたが，長期間の培養により，1，12，17，20番染色体に共通する変化を獲得する傾向がみられたことを報告しています。

そのなかで最も一般的なのが12番染色体のトリソミーです。Ben-Davidら[12]は，12番トリソミーがhPSCの遺伝子発現プロファイルに大きな影響を与え，生殖細胞腫瘍と同様の転写プログラムを誘導し，増殖率を著しく増加させることがわかったと報告しています。

筆者自身も，ヒトES/iPS細胞で12番トリソミーの出現を複数株において経験しましたが，実際に細胞増殖速度が速くなり，神経への分化誘導効率が劇的に低下しました。形態が変化することも多いのですが，それを見極めるには長年の経験が必要です。分化能を評価するためには長期間の培養が必要になります。細胞増殖速度を測定するのが一番簡便ではないでしょうか。

ヒトES細胞やiPS細胞は，自己複製を繰り返すことができるため，増殖に有利な遺伝的変異のある細胞が出現すると，その特定集団が選択される可能性があると考えられます。Andrews博士ら[13]は，ES細胞の長期培養は，増殖に有利な変異体が選択的に増幅されるため，変異型ES細胞の出現と拡散につながると推察し，変異型ES細胞が出現すると，その後の拡散がどのように起きるのか，シミュレーションしています。その結果，細胞を小さな集団に維持することで，異常培養が発生する可能性が低くなることを示唆しています。このことから，細胞の容

13 細胞増殖曲線が必要なわけ

器や細胞播種密度が重要であることがわかります。

6．細胞増殖曲線を測るにはどうする？

　細胞増殖能の測定は，継代に使用するのか，アッセイのために使用するのか，本来は同じであるはずです。ですが，前述したように，作業者の作業工程のちょっとした違いで，実際の細胞増殖が異なってしまうことはよくあります。現実的に考えると，継代のために使用する場合と，アッセイの場合と，それぞれに検討するほうが，経験上，スムーズに良い結果が得られることが多かったように思います。頑張ってアッセイをやって，結果として細胞播種密度が低いほうが良かったと気がついたときのショックはなんと大きいことか。急いでいるときこそ，回っていただくことをお勧めします。

　実際に細胞増殖能を測定する方法として，MTTアッセイなどの色素を使用して，細胞生存率，細胞増殖，細胞毒性などを評価することが可能です。また，近年，リアルタイム細胞イメージングシステムにより，細胞増殖をモニターすることも可能となってきました。一方で，細胞を分散する作業を行って細胞数を計測することは培養技術をコントロールするための重要な情報となります。上記のなかから，それぞれの目的に合った測定法を選択します。

　最も一般的な細胞計数は，Bürker Türk（**図13-2**）またはNeubauerなどの血球計算盤を用いて，手作業による計測が行われます。近年，バイオハザードの観点からディスポーザブルの血球計算盤も発売されています。血球計算盤は安価で，細胞の目視検査が可能ですが，細胞数のカウントには労力がかかり，作業者によってばらつきが生じてしまいます。自動カウンターは高価ですが，再現性とスピードがあるため，多くの細胞株を扱う場合には有用です。ただし，機種により特徴があり，機種が異なると同じ数値を出してくれるとは限りません。複数種の自動カウンターがある場合には，使用する装置を決めて測定します。

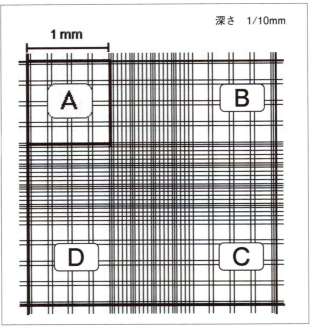

図13-2　Bürker Türk血球計算盤
顕微鏡下に，血球計算盤のA，B，C，Dのエリアにある細胞の数を目視で計測する。

7．アッセイのための細胞播種密度

　使用する目的や細胞種にも依存するのですが，アッセイを行う場合，細胞播種密度はクリティカルです。アッセイのプロトコルを策定する際には潜在的なシステマティックな影響を最小限に抑えるように注意する必要があります[1]。

　多くの細胞アッセイでは6，12，24，96，384ウェルなどのウェルプレートを使用します。細胞の播種，処理，測定が，ウェル間，プレート間で複数実施しても均一に行われるように注意する必要があります。プレートの外側のウェルでは蒸発しやすいため，96，384ウェルプレートでは，正確に行うためには外周のウェルは使用しませんが，近年，プレートの改良も行われていますので，実際に播種して細胞増殖を測定し，その影響がどの程度か，評価しておくべきでしょう。

　細胞増殖阻害のアッセイで，対数増殖期にテスト試薬を曝露する場合，コント

ロールの細胞がアッセイ期間中にコンフルエントに達してしまうと，試験項目の効果が過小評価されてしまうことがあります。

　上記のような観点から，アッセイを行う際には，使用するプレートを用いて，各種細胞密度を播種して培養し，想定する期間の細胞数を測定し，アッセイが成立する条件を検討します。例えば，A431細胞のようなEGFレセプターを過剰発現しているような細胞では，24ウェルプレートに1×10^4 cells/wellの密度で播種すると，EGFの濃度による効果はほとんど検出されません。3×10^3 cells/wellの細胞密度で播種すると，EGFの濃度による効果が検出できます。このようなアッセイを行う前に，24ウェルプレートに，A431細胞を1×10^3 cells/well，3×10^3 cells/well，5×10^3 cells/well，1×10^4 cells/wellの細胞密度で播種して，3〜5日間細胞増殖を測定します。細胞増殖が急激に立ち上がらない3×10^3 cells/wellがアッセイに適正な密度であることが予測できます。

　少し難しい話が多くなってしまいましたが，細胞増殖曲線を測定する意味をご理解いただけましたでしょうか？

■参考文献

1）OECD（2018）. Guidance Document on Good In Vitro　Method Practices（GIVIMP）. OECD Series on Testing and Assessment, No. 286. OECD Publishing, Paris. doi:10.1787/9789264304796-en

2）古江美保：誰でもできる・はじめての細胞培養（第9回）培養カレンダーを作る．PHARM TECH　JAPAN, Vol.39 No.1 p71-74（2023）

3）Wilson, H.K. et al.（2015）, "Exploring the effects of cell seeding density on the differentiation of human pluripotent stem cells to brain microvascular endothelial cells". *Fluids and Barriers of the CNS*, Vol.12, https://doi.org/10.1186/s12987-015-0007-9

4）Jainchill JL, Aaronson SA, Todaro GJ. Murine sarcoma and leukemia viruses: assay using clonal lines of contact-inhibited mouse cells. *J. Virol.*, 1969 Nov；4（5）：549-53. doi: 10.1128/JVI.4.5.549-553.1969

5）ATCC cell product NIH/3T3　https://www.atcc.org/products/crl-1658

6）van der Valk, J. Fetal bovine serum（FBS）: Past – present – future. *ALTEX* 99-118（2018）. doi: 10.14573/altex.1705101

7）Geraghty, R.J. et al.（2014）, "Guidelines for the use of cell lines in biomedical research". *Br. J. Cancer*, 111, pp.1021-1046. doi.org/10.1038/bjc.2014.166

8）Geraghty, R.J. et al.（2014）. Cancer Research UK. Guidelines for the use of cell lines in biomedical research. *Br. J. Cancer*, 111（6）：1021-46. doi: 10.1038/bjc.2014.166

9）Shahdadfar, A. et al.（2005）, "In vitro expansion of human mesenchymal stem cells: choice of serum is a determinant of cell proliferation, differentiation, gene expression, and transcriptome stability". *Stem Cells*, Vol. 23, pp.1357-66, doi.org/10.1634/stemcells.2005-0094

10）Baker, D., Harrison, N., Maltby, E. et al. Adaptation to culture of human embryonic stem cells and oncogenesis *in vivo*. *Nat. Biotechnol.*, 25, 207-215（2007）. doi.org/10.1038/nbt1285

11) International Stem Cell Initiative ; Screening ethnically diverse human embryonic stem cells identifies a chromosome 20 minimal amplicon conferring growth advantage. *Nat. Biotechnol.*, 2011 Nov 27 ; 29(12) : 1132-44. doi: 10.1038/nbt.2051

12) Ben-David, U., Arad, G., Weissbein, U. et al. Aneuploidy induces profound changes in gene expression, proliferation and tumorigenicity of human pluripotent stem cells. *Nat. Commun.*, 5, 4825 (2014). doi.org/10.1038/ncomms5825

13) Olariu V, Harrison NJ, Coca D, Gokhale PJ, Baker D, Billings S, Kadirkamanathan V, Andrews PW. Modeling the evolution of culture-adapted human embryonic stem cells. *Stem Cell Res.*, 2010 Jan ; 4(1) : 50-6. doi: 10.1016/j.scr.2009.09.001

14

細胞増殖曲線を書く

　本項では，接着細胞の増殖曲線を書くための具体的な作業の例をご説明します。テンプレート化しておくと，毎回考えずにあてはめて気軽に作業できるのではないでしょうか。

1．実験プランを考える

　まず，実験プランを考えます。実験を何回繰り返すか，ということも考える必要があります。一般的には生物学的実験として，独立した実験を3回以上繰り返すことになります。ですが，ルーティンな品質管理で3回行うのは面倒ですよね。細胞増殖曲線を書く目的が何かにより，どのように測定するかは，変わってくるかと思います。また，株化細胞か，初代培養細胞か，有限増殖細胞かによっても変わってくるかと思います。主には下記4つの目的があるのではないでしょうか？

- 継代維持のための細胞数を決めるため
- 品質管理のため
- 細胞の特性を評価するため
- アッセイのプロトコルを決めるため

　「継代維持のための細胞数を決めるため」や「品質管理のため」であれば，1回の実験でも良いように思います。ただ，複数の作業者がその培養を担当するのであれば，各作業者がそれぞれ1回ずつは実施したほうが良いと思います。作業者によって，結果が変わってしまうことはよくあるため，それぞれ各自で実施して，その差を把握しておく必要があります。

　株化細胞の「細胞の特性を評価するため」だったり，株化細胞を用いた「アッセイのプロトコルを決めるため」であれば，何回か繰り返し実施し，ロバスト性の高い結果を得るようにすることをお勧めします（**図14-1**）。初代培養細胞の特性を評価する場合には，かなり工夫が必要かと思います。

　まず継代維持のための細胞数を決めるために，1回の実験を行うことを想定して，下記に作業ステップを記載していきます。

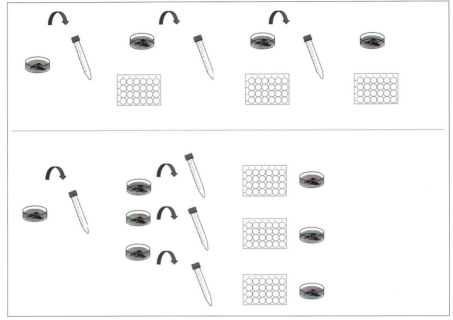

図14-1　実験回数
　上：株化細胞の特性把握や，アッセイ開発のためには何回か継代を変えて測定することが望ましい。
　下：初代培養細胞や有限増殖細胞の場合には，継代数を揃えて評価する必要があるのでパラレルに独立した実験を行う。

(1)プレートデザインを考える

①今回は，24ウェルプレート(**図14-2**)を2枚使用する。

②播種密度は，2×10^4 cells/well，1×10^4 cells/well，5×10^3 cells/well，3.3×10^3 cells/wellとし，ウェルデザインをレイアウトする(**図14-3**)。

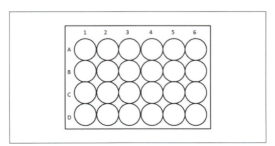

図14-2　24ウェルプレートの構成(A～D 4行×1～6列)

2x10^4 cells/well	2x10^4 cells/well	2x10^4 cells/well	2x10^4 cells/well	2x10^4 cells/well	2x10^4 cells/well
2x10^4 cells/well	2x10^4 cells/well	2x10^4 cells/well	2x10^4 cells/well	2x10^4 cells/well	2x10^4 cells/well
1x10^4 cells/well	1x10^4 cells/well	1x10^4 cells/well	1x10^4 cells/well	1x10^4 cells/well	1x10^4 cells/well
1x10^4 cells/well	1x10^4 cells/well	1x10^4 cells/well	1x10^4 cells/well	1x10^4 cells/well	1x10^4 cells/well

5x10^3 cells/well	5x10^3 cells/well	5x10^3 cells/well	5x10^3 cells/well	5x10^3 cells/well	5x10^3 cells/well
5x10^3 cells/well	5x10^3 cells/well	5x10^3 cells/well	5x10^3 cells/well	5x10^3 cells/well	5x10^3 cells/well
3.3x10^3 cells/well	3.3x10^3 cells/well	3.3x10^3 cells/well	3.3x10^3 cells/well	3.3x10^3 cells/well	3.3x10^3 cells/well
3.3x10^3 cells/well	3.3x10^3 cells/well	3.3x10^3 cells/well	3.3x10^3 cells/well	3.3x10^3 cells/well	3.3x10^3 cells/well

図14-3　プレートデザイン
24ウェルプレートに各種の細胞密度で播種する。

(2)細胞密度の希釈系列を考える

2×10^4 cells/mLを2倍希釈して，1×10^4 cells/mLとする。

1×10^4 cells/mLを2倍希釈して，5×10^3 cells/mLとする。

1×10^4 cells/mLを3倍希釈して，3.3×10^3 cells/mLとする。

(3)必要な細胞数，培地量を計算する(図14-4)

必要な細胞数は，2×10^4 cells/mL×28mL ＝5.6×10^5となる。

次に，必要な培地量を計算する。

細胞の希釈に必要な培地量は，28mL＋14mL＋8 mL＋10mL＝60mLとなる。他に，細胞回収用や段階希釈用に9 mL＋20mLを準備するとして，合計90mLとなる。

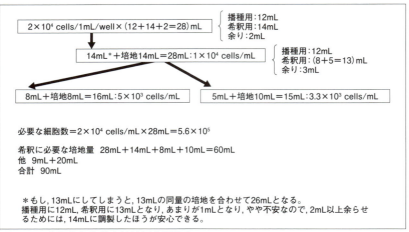

図14-4 必要な細胞数と培地量を見積もる

2．準備

(1)準備するもの
①細胞：5.6×10^5 cells
　70〜80％程度のサブコンフルエントの状態で継代を2回以上行い，70％程度のサブコンフルエントで元気に増えている細胞が入った25cm²フラスコ
②接着用の24ウェルプレート
③維持用培地90mL
④細胞分散液(0.25％トリプシン／0.02％EDTA溶液) 1mL
⑤PBS(-) 10mL
⑥ヘモサイトメーターとカウンター
⑦ピペット
⑧チューブ

(2)準備
1．15mLチューブに分注凍結保存してあった0.25％トリプシン／0.02％EDTA溶液は前日に4℃の冷蔵庫に移動させる。
2．維持用培地を準備する。
　①50mLチューブ2本に40mLずつ分取。

②15mLチューブに9mLを分取。
③上記チューブの蓋の周囲にパラフィルムを巻く。
④37℃のウォーターバスに入れる。
3．9mLの維持用培地が入ったチューブはベンチに置いたままにする（細胞の回収は室温の培地で行う）。
4．PBS(-)を15mLチューブに10mL分取。

3．細胞を分散する

まず、細胞を分散して回収します（図14-5）。
1．作業開始時間を記録する。
2．フラスコの培養面を傷つけないように、綿栓なしのプラスチックピペットで培地を吸引する。
3．PBS(-)を5mL加えて、フラスコを置く。
4．PBS(-)を吸引する。
5．もう一度、PBS(-)を5mL加えて、フラスコを置く。
6．PBS(-)を吸引する。
7．トリプシン／EDTA溶液を1mL加えて、培養底面の全面にいきわたるように、

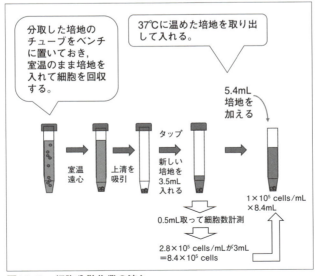

図14-5　細胞分散作業の流れ

フラスコを静かに揺らす。

8. 顕微鏡下に置く。

9. 念のため，タイマーを5分セットする。

10. 顕微鏡下に観察しながら，ほぼすべての細胞が丸くなったら，フラスコをタップする。

11. 顕微鏡下に観察し，細胞の分散具合を確認する。

☆　細胞が剥がれているか？

☆　凝集して剥がれているか？

☆　シングルセルに分散できているか？

12. フラスコをベンチに戻す。

13. 15mLチューブに分取してあった培地9mLを10mLのピペットを用いてフラスコの培養面を洗い流すように吹きかける。3〜4回，フラスコ内で培地を吸い上げ，培養面に吹きかける操作を行う。

14. フラスコ内の培地をすべて回収し，15mLチューブに入れる。

15. ピペッティングを行う。

☆　上記で顕微鏡下に観察した際，凝集していた細胞が多かった場合には，15mLチューブ内で，細胞浮遊液を10mLのピペットでゆっくり入れながら吸い上げ，ゆっくり上げながら培地を吐き出す操作を4〜5回行う（ピペッティング）。

☆☆　ほとんどの細胞がシングルセルになっていれば，1〜2回ピペッティングする。

16. 1,000回転(150〜200G)にて5分遠心する。

遠心している間に，37℃のウォーターバスに入れた15mLチューブをベンチに戻す。

17. 遠心が完了後，チューブを取り出し，細胞のペレットがチューブの底にあり，ペレットの表面が波打っていないことを確認する。

☆　ペレットの表面が波打っていたり，線維のように上清中に続くものが見えた場合，粘性がある可能性があるので吸引はできるだけ手前で止める。

18. ベンチに入れて，上清を吸引する。

19. チューブの蓋をする。

20. 細胞のペレットをほぐすために，チューブを横から軽く2〜3回たたく。

21. ペレットがほぐれたことを確認する。

14 細胞増殖曲線を書く

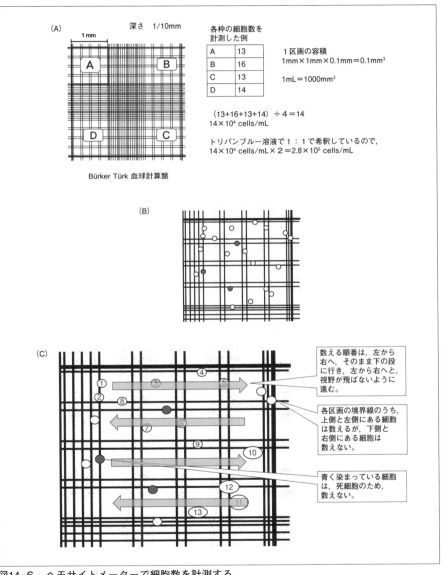

図14-6 ヘモサイトメーターで細胞数を計測する
A：A，B，C，Dの4つの枠のなかの細胞数を計測する。各枠の細胞数の計測例を表に示す。平均が14個となり，ヘモサイトメーターに入れた溶液の細胞数は，14×10^4 cells/mLとなる。トリパンブルー溶液を1：1で混合しているのであれば，細胞浮遊液は，2.8×10^5 cells/mLとなる。
B：顕微鏡下で見たヘモサイトメーターの細胞の事例のモデル
C：ヘモサイトメーターの細胞の数え方

22. 培地を5mLのピペットで3.5mL添加し，ピペッティングを3～4回行う。
    ☆　できるだけ正確に細胞数を測定するために，やや多めに希釈する。
23. 2mLピペットで0.5mLを分取し，1.5mLのサンプリングチューブに入れる。
24. 細胞浮遊液が入ったチューブは蓋を閉めておく。
25. 1.5mLのサンプリングチューブに入れた細胞浮遊液を，マイクロピペットを使って50μLを取り，新しい1.5mLのサンプルチューブに入れる。これにトリパンブルー溶液を50μL入れて，ピペッティングする。
26. 上記で混ぜたものをマイクロピペットで15μL取って，プラスチックヘモサイトメーターに入れる。
27. 4カ所の枠のなかの細胞数をカウントして，細胞浮遊液の1mLあたりの細胞数を計算する(**図14-6**)。

4．ウェルに播種する

(1) 細胞浮遊液を段階希釈して調製する

　例) 図14-6のように計測したとすると，2.8×10^5 cells/mLの細胞浮遊液が3mLあることになる。

　　2.8×10^5 cells/mL $\times$ 3mL $= 8.4 \times 10^5$ cells

　これを次のように段階希釈していく(**図14-7**)。

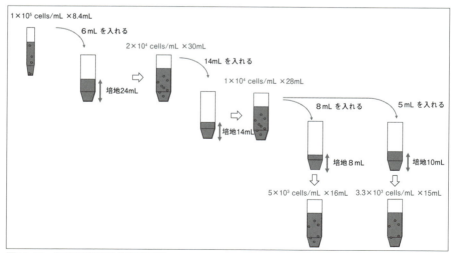

図14-7　細胞浮遊液の希釈の方法
　　　　何度かに分けて，段階希釈を行っていく。

①$1×10^5$ cells/mLに希釈する。

細胞浮遊液3mLに5.4mLの維持用培地を添加して、ピペッティングを2回行う。
　　=$8.4×10^5$ cells　／8.4mL
　　=$1×10^5$ cells/mL　× 8.4mL

②$2×10^4$ cells/mLに希釈する。

実験プランでは、$2×10^4$ cells/well × 28mLが必要と考えた。そこで、$1×10^5$ cells/mLを6mL取って24mL加えて30mLに希釈すると、$2×10^4$ cells/well × 30mLできる。

③細胞の希釈系列を作製する。

実験プランで考えたとおり、各ウェルに1mLずつ入れるとして、
$2×10^4$ cells/well
$1×10^4$ cells/well
$5×10^3$ cells/well
$3.3×10^3$ cells/well

をいずれも13mL以上調製する。

(2)ウェルプレートに播種する

各種細胞浮遊液をそれぞれ24ウェルプレートに5mLのピペットを使用して各ウェルに1mLずつ入れる。

細胞浮遊液はよくピペッティングを行い(**図14-8**)、3mLを吸い上げたら、呼吸を整えて、1列目A行、B行の2ウェルを一気に入れる。残った1mLを元のチューブに吐き出してからピペッティングを行い、また、3mL細胞浮遊液を

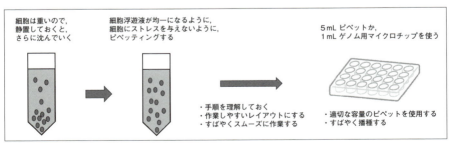

図14-8　ウェルプレートへの播種
　　　　細胞は重いので、次の作業を行う際には必ずピペッティングを行う。

吸い上げ，同様に次の一列に入れる。

☆☆　上記が難しいようなら，毎回，細胞浮遊液を25mLチューブに入れて，軽く左右前後に振って細胞浮遊液をよく混ぜてから，1mLピペットを使って1mL取り，1ウェルずつ入れる。

☆☆☆　さらに上記が難しいようなら，上記と同様に細胞浮遊液をよく混ぜてからゲノム用の先太の1,200μL用のチップを使って，マイクロピペットで1ウェルずつ入れる。

★上記でも播種ムラが起きるようであれば，1ウェルあたりの液量を0.5mLで播種する。0.5mLの播種だと播種ムラが起こりにくい。細胞が接着した3時間後か，あるいは翌日に培地を0.5mLずつ添加する。

5．細胞数を計測する

　細胞を播種後，CO_2インキュベーターに入れて培養し，翌日から毎日，決まった時間に6列目から1列ずつ各ウェルの細胞を分散して，細胞数をカウントします。

①顕微鏡で観察する。

　（ア）ウェル内での播種ムラがないか？

　（イ）ウェル間でのばらつきがないか？

②プレートを少し斜めに傾け，生着している底面に触れないようにパスツールピペットを入れて，6列目A，B，C，D行の4ウェルの培地を吸引する。

③PBS(-)をウェルの壁面に沿わせて1mL添加する。

④底面に触れないようにパスツールピペットを入れて，各ウェルのPBS(-)を吸引する。

⑤各ウェルに0.5mLずつトリプシン／EDTA溶液を入れる。

⑥CO_2インキュベーターに入れる。

⑦5～10分後に取り出して，顕微鏡にて観察し，細胞分散状態を確認する。

⑧確実に剥離したことを確認したら，10%血清を含む培地を0.5mL添加する。

⑨1,000μLチップを付けたマイクロピペットでしっかりピペッティングする。

⑩顕微鏡にて観察し，細胞分散状態を確認する。

⑪細胞浮遊液を1.5mLサンプルチューブに回収する。

⑫24ウェルプレートをCO_2インキュベーターに戻す。

⑬新しい1.5mLサンプルチューブに細胞浮遊液を200μL移す。

⑭上記にトリパンブルー溶液を200μL入れて，軽くピペッティングする。

⑮15μL分取して，ヘモサイトメーターに細胞浮遊液を入れる。

⑯顕微鏡下に細胞数を計測する。

⑰翌日，また，同じ時間に，5列目A～D行の4ウェルの細胞数を計測する。

《メモ》

測定する時間がずれてしまったら，正直に記載して，その時間を横軸にプロットする。

6．グラフを作成する

　科学実験におけるグラフを記載するには，向いたアプリケーションがいくつかありますが，高額である場合も多いかと思います。基本ソフトとしてPCに入っていることの多いマイクロソフト社のExcelを使用してグラフを書かれる方も多いかと思います。科学実験のグラフを書く場合には，いくつか工夫が必要です。下記にそのステップを記載しました。

1．データの数値をすべて入力する。

2．平均値を出す。

3．散布図を指定する。

4．時間を横軸に，縦軸に細胞数をプロットする。

5．［レイアウト］の［軸ラベル］の［主横軸ラベル］から，［軸ラベルを軸の下に配置］を選択し，培養時間(時間)と入力する。

6．［レイアウト］の［軸ラベル］の［主縦軸ラベル］から，［軸ラベルを垂直に配置］を選択し，細胞数／ウェルと入力する。

7．［レイアウト］の［グラフタイトル］から［グラフタイトルを入力する］を選択し，細胞増殖曲線と入力する。

8．X軸の［書式設定］を選択し，［軸オプション］から目盛り間隔を［固定］にして，24を入力する。［最大値］を［固定］にして，144と入力する。

9．Y軸の［書式設定］を選択し，［軸オプション］から［対数目盛を表示する］をクリックする。最小値を［固定］にして，1000を入力する。［表示形式］を指数にし，［桁区切り(,)を使用する］にクリックする。

10．縦軸の数字として記載されている1.E+04の上から数字を上書きする。［挿入］タブ，［図］グループの［図形］ボタンのなかから文字を選択して，1×10^4と記載して上に張り付ける。

細胞増殖曲線のグラフを書いて，一番傾きが大きい期間で，細胞が2倍に増えるための時間を計測することにより，その細胞の倍加時間を測定することができます。それに加えて，

- 播種密度による違い
- 播種直後からの立ち上がり
- 対数増殖期になる時期
- コンフルエントになる細胞密度
- 作業者による違い

などがわかってくると思います。確かにこんな一連の作業をするのは億劫な気持ちになりますが，新しい細胞を使用する際は，ラボ内の作業者の標準化の機会でもあると思います。プロトコルをテンプレート化させれば，播種作業自体はそれほど面倒ではないと思います。ぜひ，面倒だと思わず，細胞増殖曲線を書いていただくことをお勧めします。

■参考文献
1）古江美保　編著　2019 「7. 細胞倍加時間って何？」 本当に知ってる？　細胞を培養する方法，pp.41-50，じほう

15

『増殖因子のロットチェック』を考える

　増殖因子にも，ロット差があることをご存じでしょうか？　合成であれ，精製であれ，残念ながらロット差があるようです。ロットチェックをしなかったために，実験のやり直しをしたという苦い経験があります。増殖因子のロットチェックは，それぞれの機能によりアッセイ方法が異なりますが，いくつか経験した例をご紹介したいと思います。

1．実験プランを考える

　前項の増殖曲線の場合と同様ではありますが，しっかりと実験プランを考えねばなりません。また，ロットチェックの場合の実験は，細胞を複数種類使って，複数回以上実験を行い，慎重にその効果を検証することをお勧めします。また，目的や使用状況により，実験プランもそれぞれ異なるため，ラボ内で十分に検討が必要です。

　まず，増殖因子を添加する目的を明確にします。

- 培養維持のための培地に添加するため
- 細胞の特性評価のため
- 細胞応答性を評価するため
- 分化誘導させるため

　それぞれについて，少し解説したいと思います。

(1)培養維持のための培地に添加するため

①培養担当者は１名のみの場合

　ルーティンワークとして細胞を維持する培地に添加する場合，１名で担当し，前ロットと比較して差がないことが確認できれば，１回でも問題ないと思われます。

②複数名の作業者が継続的に使用する場合

　培養維持する場合，一般的には，複数の作業者が培養を担当して，使用することが多いかと思います。その場合，各作業者がそれぞれ少なくとも２回ずつは実

施したほうが良いのではないでしょうか。作業者によって，結果が変わってしまうことがよくあります。それぞれ各自で実施して，その差を把握しておく必要があります。それぞれが2回実施して，作業者間，実験間で差がほとんどなければその結果は信頼できると思います。ですが，実験間の差がある，または，作業者間の差があるようであれば，3回目の実験を行う，あるいは，作業方法や手順そのものを検討することをお勧めします。

(2)細胞の特性評価のため
①細胞応答性を評価するための培地は維持培養とは異なる場合
　維持培地は血清添加の条件で培養し，細胞を継代時に無血清培地に変更してウェルプレートに播種して評価するような場合には，それまでの細胞の状態がリセットされることも多く，安定した結果が得られる可能性が高いと思います。もちろん，コンフルエントまで培養していたり，あるいは，細胞がかなり弱っているような状態で評価すれば，正確な検出はできませんが，対数増殖期にある70～80%コンフルエントの状態の細胞を回収して播種する場合には，それほど作業者の技術によって差が出ることはないかと思います。

　維持培地と評価用培地が同じ場合には，評価に用いる細胞の状態が大きく影響する可能性があります。

②作業者は担当者1名の場合
　上記のように，作業担当者が1名の場合，前ロットと比較して差がないことが確認できれば，1回でも問題ないと思われます。ただ，細胞の特性評価という観点では，N＝3以上で評価したほうが正確に評価できます。初代培養細胞か，株化細胞によって細胞の使用の仕方は変わりますが，生物学的に独立して培養した条件下で比較検討するのが良いと思います。

③担当者は2名以上の場合
　担当者が2名以上であっても，同じ結果が出ることが望ましいと思います。もし，異なる結果が出たとすれば，なんらかの原因があると思われます。原因として考えられるのは，
• 使用する細胞の状態が異なる
• 播種する作業に時間がかかった

- 播種ムラがある

と思われます。

　これらを解決する方法を検討する必要があります。

(3)細胞応答性を評価するため

①細胞応答性を評価するための培地は維持培養とは異なる場合

　細胞の特性解析の場合と同様に，維持培地は血清添加の条件で培養し，細胞を継代時に無血清培地に変更してウェルプレートに播種して評価するような場合には，それまでの細胞の状態がリセットされることも多く，安定した結果が得られる可能性が高いと思います。

　維持培地と評価用培地が同じ場合には，応答を評価するために，飢餓状態にしてから評価を行うなど工夫が必要です。

②作業者は担当者1名の場合

　上記のように，作業担当者が1名の場合，前ロットと比較して差がないことが確認できれば，1回でも問題ないと思われます。ただ，細胞の特性評価という観点では，N＝3以上で評価したほうが正確に評価できます。初代培養細胞か，株化細胞によって細胞の使用の仕方は変わりますが，生物学的に独立して培養した条件下で比較検討するのが良いと思います。

③担当者は2名以上の場合

　細胞応答性の評価方法として，ELISA，遺伝子解析，免疫染色などがあるかと思います。評価を行うにあたり，これらの作業手順を習熟していることが前提であり，できれば担当を決めて一連の評価を行うことが望ましいと思われます。どうしても担当が2名以上になる場合には，詳細な作業手順書を作成し，誰もが同じ作業を行えるよう準備が必要です。

(4)分化誘導させるため

①作業者は担当者1名の場合

　分化させる細胞の状態が大きく影響することが多いと思われます。したがって，分化する作業よりも，対象とする細胞をどのように管理するのかが課題でしょう。

　また，細胞を分化誘導させる実験がどのくらいの規模で行うかにより，考える

ことが変わってくるかと思います。ラボ全体で，ルーティンに使う細胞をルーティンに分化誘導させるのであれば，担当者を複数名以上おくことをお勧めします。どうしても１名で作業を行う場合には，いつでも他の人が行うことができるように詳細な手順書を作成しておく必要があります。また，分化状態を評価する方法も決めておく必要があります。

②担当者は２名以上の場合

課題は上記と同じですが，分化の評価は難しいため，むしろ，２名以上が評価を行うことにより，その安定性が評価できると思われます。

以上，簡単に事例をあげてみましたが，これ以外にも事例はあるかと思います。また，初代培養細胞の特性を評価する場合と，株化細胞を評価する場合，また，多能性幹細胞を評価する場合と，それぞれに考えるべきことが異なってきます。
まずは，「動く前に，机に座ってじっくり考える」ことをお勧めします。

2．プレートデザインを考える

培養維持のための培地に添加するための場合には，普段使用している容器を使い，３段階程度，前後に濃度を振って添加して検討するのが良いと思います。それ以外は，ウェルプレートに播種して濃度を検討することになります。

ELISAなどで評価する場合には，96ウェルプレートが使用されると思いますが，細胞増殖を評価する場合には，24ウェルプレートを使用したほうが評価は安定します。遺伝子解析を行う場合は，回収量からは６ウェルが望ましいですが，試薬量が多くなります。解析する遺伝子数にもよりますが，24ウェルでも可能です。一方，未分化なヒト多能性幹細胞の場合，コロニーを形成することから，マルチウェルプレートでアッセイするために均一に播種するのはとても難しく，６ウェルプレートを使用することをお勧めします。

EGF，FGF，VEGFなど，基本的には細胞の増殖を促進するものと，TGF-βのように細胞の増殖を抑制するものがあります。また，これらの増殖因子の効果は，培地の組成や細胞密度にも依存します。ロットチェックを行うために，以前使用していたロットのものと比較を行うのは，同一プレート内のほうが望ましいです。そのため，細胞密度は，プレートごとに変えていくことになります。

3．ロットチェックの実際 FGF-2の活性評価

　ロットチェックの実際の作業の事例の1つとして，ヒト多能性幹細胞の維持培養に使用するFGF-2のロットチェックについて，ご説明します。

(1)準備するもの
①ヒト多能性幹細胞

　70～80%程度のサブコンフルエントの状態で継代を2回以上行い，70%程度のサブコンフルエントで元気に増えている細胞が入った25cm²フラスコ

②接着用の6ウェルプレート

③維持用培地 90mL

④細胞分散液（ディスパーゼ）1 mL

⑤ピペット

⑥チューブ

(2)方法
①播種密度は，普段維持培養を行っている細胞播種密度と同じ条件のもの，その1/2の細胞数のものと2条件にする。

②プレートは2枚準備する。

プレート1：維持培養と同じ細胞密度

A	B	C
D	E	F

A：前ロットのFGF-2・使用濃度の1/2
B：前ロットのFGF-2・使用濃度と同じ
C：前ロットのFGF-2・使用濃度の1.5倍
D：新ロットのFGF-2・使用濃度の1/2
E：新ロットのFGF-2・使用濃度と同じ
F：新ロットのFGF-2・使用濃度の1.5倍

プレート2：維持培養の1/2の細胞密度

A	B	C
D	E	F

A：前ロットのFGF-2・使用濃度の1/2
B：前ロットのFGF-2・使用濃度と同じ
C：前ロットのFGF-2・使用濃度の1.5倍
D：新ロットのFGF-2・使用濃度の1/2
E：新ロットのFGF-2・使用濃度と同じ
F：新ロットのFGF-2・使用濃度の1.5倍

③評価

5〜7日間，コロニーが十分な大きさになるまで培養を行った後，アルカリフォスファターゼ染色を行い，陽性コロニーの数を計測します。可能であれば，陽性コロニーの大きさも評価します。

多能性幹細胞の維持培養におけるFGF-2の役割は，未分化性を維持するとともに，増殖を促進しますので，この2点からの評価が必要になります。未分化性維持の評価として，OCT3/4やNANOGなどの抗体を用いて評価することを考えますが，これらのマーカーはあまり変化しません。免疫染色を行う場合であれば，SSEA-1やVimentinなどの分化マーカーのほうが感度よく変化します。ですが，免疫染色は工程数が多く，染色の工程でコロニーの一部が剥がれてしまうことがあります。そのため，工程数の少ないアルカリフォスファターゼ染色はたいへん有用です。

4．ロット差の現実

以前にアフリカツメガエルを使った実験を行っていました。その際は，アクチビンAのロットチェックは，アフリカツメガエルのアニマルキャップを切り出して作用させ，筋肉が誘導される濃度を比較していました。ヒトの細胞を使うよりはアフリカツメガエルのアニマルキャップのほうが安定した反応を見せてくれていました。

市販の増殖因子にロット差があることに驚かれる方もいるかと思います。残念ながら，メーカー間，あるいは，ロット間で差が生じます。輸送経路によっても，差が発生することも経験しました。バイオアッセイだけでなく，遺伝子解析をする際には，アクチビンのメーカーを変更したら，濃度により誘導される遺伝子プロフィールがまったく異なってしまい，すべてやり直しせざるを得ないこともあ

15 『増殖因子のロットチェック』を考える

りました。

　FGF-2の3つの製剤が，国際標準としての適合性について，6カ国11の研究所により，さまざまなin vitroバイオアッセイおよびイムノアッセイを使用して評価されています[1]。その結果，2つの製剤はほぼ同様の挙動を示しましたが，もう1つの相対活性は大きな変動を示したと報告されています。世界保健機関（WHO）は，そのうちの1つの製剤（コード90/712）を国際標準とし，1アンプルあたり1600国際単位（IU）の含量を割り当てたものが整備されています[2]。EGF[3]やPDGF[4]についても同様に検討されているようです。

　「増殖因子のロットチェック」の必要性をご理解いただけたでしょうか？　何をどう評価するのかは，その使用目的によります。目的を明確にして，実際の活性と濃度をどのように使用するのかを検討する必要があります。

　また，増殖曲線を作る際にもあったように，
- 播種密度による違い
- 細胞の状態による違い
- 作業者による違い

なども結果に影響してきます。これらのことをすべて頭に入れて作業手順を考え，結果を考察する必要があります。難しいですね。正解はありませんが，参考になれば幸いです。

■参考文献
1) Robinson CJ, Gaines-Das R. The international standard for basic fibroblast growth factor (FGF-2) ; comparison of candidate preparations by in vitro bioassays and immunoassays. Growth Factors. 1994 ; 11(1) : 9-16.
   doi : 10.3109/08977199409015047. PMID : 7833060.
2) WHO International Standard BASIC FIBROBLAST GROWTH FACTOR (FGF-2), Human, rDNA derived NIBSC code : 90/712
3) Robinson CJ, Gaines-Das R. The international standard for epidermal growth factor (EGF) : comparison of candidate preparations by in vitro bioassays and immunoassays. National Institute for Biological Standards and Control. Growth Factors. 1996 ; 13(3-4) : 163-70.
   doi : 10.3109/08977199609003218. PMID : 8919024
4) Robinson CJ, Stammers R, Gaines-Das R. The international standard for platelet-derived growth factor-BB : comparison of candidate preparations by in vitro bioassays and immunoassays. Growth Factors. 1998 ; 16(2) : 153-60.
   doi : 10.3109/08977199809002125. PMID : 9932232

16

試薬の溶解と希釈と添加方法

　本書第15項では増殖因子のロットチェックをご説明しましたが，増殖因子の効果を測定する場合には，少し事情が異なります。試薬を段階的に希釈して細胞に添加して，その効果を見る，ということと同じ考え方になります。その場合の希釈の方法を意外にも間違えている方をたまに見かけます。そこで，試薬や増殖因子の添加方法についてご説明します。

1．試薬を溶かす溶媒の種類と濃度の概要

　試薬の細胞への影響を確認するために，粉末を溶媒に溶かす，あるいは，濃い濃度の溶液を希釈して，ウェルプレートに播種された各ウェルの細胞の培地に添加して，その効果を確認します。

　水に溶ける試薬は，培地にも溶解でき，それほど大きな問題にはならない場合が多いでしょう。一方，水に溶けない試薬では，エタノールやジメチルスルホキシド（DMSO）などの有機溶媒に溶かします。その際，すべての条件に同じ濃度になるように希釈しなくてはなりません。また，それらの溶媒の毒性も考える必要があります。最終濃度で細胞への影響がないことを事前に確認しておく必要があります。

　一般的に細胞の培養液への最終濃度は，

- 蒸留水：5％以下
- DMSO：0.5％以下
- エタノール：0.1％以下
- アセトン：0.5％以下

になるように調整します[1, 2]。

　ただし，細胞種や培養条件により，その影響は変化する可能性があります。最初に実験を行う場合には，溶媒の濃度による影響を検討して，問題ない濃度を確認しておく必要があります。

2．DMSO

　DMSOは，幅広い化合物を溶解できることが広く知られています。水にも溶

けます。多くの有機物質や無機塩，高分子，樹脂なども溶解することができます。細胞を凍結する際に10%で使用されていますが，その濃度では細胞毒性を示します。一般的には，前述したように0.5%以下で，通常は0.1%で使用されることが多く，この濃度であれば毒性がないとされています。ですが，多能性幹細胞の分化誘導の際に添加されるなど，細胞種によっては分化を誘導することもあります。DMSO自体の薬理学的な効果と，毒性のない濃度に関するさらなる研究が必要であることが認識されています[3, 4]。

　比重は水よりやや重いため，添加すると培地中に沈みます。添加後は，よくピペッティングをする必要があります。

　また，吸入，経皮，経口摂取により速やかに体内に吸収されます。DMSOで溶解された試薬も一緒に吸収されるため，扱う際には，マスク，手袋，白衣などを着用して，安全キャビネット内で使用することが推奨されます。また，可燃性があるため，ガスバーナーを使用している場合には，火を消してから使用します。

3．β-cyclodextrin（シクロデキストリン）

　シクロデキストリンは，疎水性の有機物質と結合して錯体を作り，水溶液中の溶解度を上げる効果があり，試薬の溶解に広く使用されています。しかし，やはり毒性を示す場合もあり，事前に細胞への影響を確認しておく必要があります。

4．エタノール

　エタノールも，多くの無機・有機分子の溶媒として使用されています。身近にある物質として使いやすい溶媒です。しかし，エタノールも細胞増殖を抑制する場合があります。事前に細胞への影響を確認しておく必要があります。また，引火性がありますので，ガスバーナーを使用している場合には，火を消してから使用します。

5．アセトン

　プラスチック製品はアセトンにより溶解し，また引火性も強いですが，有機溶媒として使用されています。溶解する際にはガラス製の容器を使用します。

6．4 mM HCl

　増殖因子では，酸性下で安定なものも多く，その場合には，100mMのHClを

用時調製し，Fatty acid freeのウシ血清アルブミン（BSA）を最終濃度1mg/mL になるように添加したものを溶媒として，溶解させます。

7．添加の方法

通常は，ウェルプレートに細胞を播種し，翌日に，試薬を添加します。35mm や60mmディッシュに播種して使用する場合もあります。

(1)培地に試薬を最終濃度になるように添加して加える方法

溶解度が低い場合，培地中に試薬を添加して最終濃度にして，細胞に作用させ ます。方法としては2つあります。
・細胞浮遊液を遠心しペレットにして，最終濃度の試薬を含む培地で再浮遊させ， 播種します。
・細胞をウェルプレートに播種します。液量は半量にして2倍濃度の試薬を含む 培地を同量加えます。

(2)中間濃度の試薬の少量を培地に添加する方法

添加する試薬は最終濃度の100倍濃度の中間濃度の試薬を調製します。

例えば，24ウェルプレートを用いる場合，各ウェルには培地を1mL入れ， 100倍濃度の試薬を10μL添加します（**図16-1**）。

8．濃度

試薬の濃度は，一般的に10mMを上限として使用されます。濃度の幅は，使 用するプレートにもよりますが，効果が不明な場合，できるだけ幅広い濃度にし ます（**図16-2**）。増殖因子の場合には，100ng/mLを上限として使用される例が 多いですが，高価な場合もあるので，至適濃度を推定して希釈系列を作製します。

9．FGF-2の活性測定の実際

本書第15項でヒト多能性幹細胞の維持培養に使用するFGF-2のロットチェッ クについてご説明しましたが，機能評価のためにFGF-2の影響を検討する方法 は異なります。その一例をご説明します。

16 試薬の溶解と希釈と添加方法

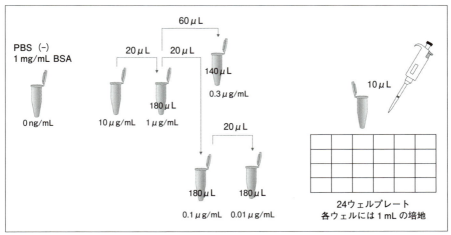

図16-1 24ウェルプレートに100倍濃度の増殖因子を添加する事例
　まず，Fatty acid free BSAを1mg/mLを含むPBS(-)を2mL準備する。事前にサンプルチューブに180μLあるいは140μL入れておく。10μg/mLの増殖因子を段階的に希釈していく。180μLに10μg/mLの増殖因子を20μL混ぜて10倍に希釈する。さらに10倍と段階的に希釈し，100倍濃度の希釈系列を作製する。0.3μg/mLを作製する場合には，140μLのPBS，BSAに60μLの1μg/mLの増殖因子を混ぜて作製する。

10mM	1mM	0.1mM	10μM	1μM	0	広いレンジでの評価
100ng/mL	10ng/mL	1ng/mL	0.1ng/mL	0.01ng/mL	0	
10mM	3mM	1mM	100μM	10μM	0	やや狭いレンジでの評価
10ng/mL	3ng/mL	1ng/mL	0.1ng/mL	0.01ng/mL	0	
10mM	5mM	3mM	1μM	0.1μM	0	狭いレンジでの評価
10ng/mL	5ng/mL	3ng/mL	1ng/mL	0.1ng/mL	0	

図16-2 24ウェルプレートを使用する際の希釈系列の事例
　広いレンジで検討する必要がある場合には，10倍ごとに段階希釈する。狭いレンジの場合，2倍，3倍に希釈していくか，あるいは10mM，5mM，3mM，1mMと濃度を下げていく。

(1)準備するもの

①Hep G2細胞

　70～80％程度のサブコンフルエントの状態で継代を2回以上行い，25cm²フラスコに70％程度のサブコンフルエントで元気に増えている細胞(継代するよりも1～2日早いタイミング)を用いる。

　血清を含む培養条件で培養している場合には，前日に血清を抜いた培地に交換をして，翌日に細胞を使用する。

②接着用の24ウェルプレート

　無血清培地で培養するので，接着因子が必要となる。

　例）Ⅰ型コラーゲンのコーティング方法

　冷やしたPBS（-）25mLに0.5mLのⅠ型コラーゲン（3mg/mL）を添加してよくピペッティングを行う。24ウェルプレートの各ウェルに0.5mLずつ加えて，室温で30分静置する。すぐに使用しない場合には，アルミホイルで包んで（乾燥しないようにホイル包みのように包む），4℃に保存する。

③無血清培地

　例）DMEM培地に以下の因子を添加する。

　インシュリン 10μg/mL

　トランスフェリン 5μg/mL

　2-メルカプトエタノール 10μM

　2-エタノールアミン 10μM

　セレン酸ナトリウム 20nM

　オレイン酸アルブミン 9.4μg/mL

　ヘパラン硫酸ナトリウム 1μg/mL

④細胞分散液（トリプシン・EDTA）

⑤0.1%トリプシンインヒビター

(2)方法

①細胞分散

　トリプシン・EDTAで細胞を分散後，0.1%トリプシンインヒビターでトリプシンを中和し，基礎培地を加えて遠心し，上清を除き，再度，基礎培地に浮遊させ，遠心して上清を除いた後に，前述した無血清培地に浮遊させる。

②播種密度は，1×10^4 cells/well，2×10^4 cells/well，5×10^3 cells/well，3×10^3 cells/wellの4条件で，それぞれ2行ずつ2枚に播種する（**図16-3**）。

③増殖因子は播種時に最終濃度が100ng/mL，10ng/mL，3ng/mL，1ng/mL，0.1ng/mLとなるように100倍濃度の中間濃度のものをサンプルチューブに作製し，各ウェルに10μLずつ添加する。

④評価

　播種後4〜5日間培養後，細胞数を計測する。

1×10^4 cells/well	0	0.1ng/mL	1ng/mL	3ng/mL	5ng/mL	10ng/mL
1×10^4 cells/well	0	0.1ng/mL	1ng/mL	3ng/mL	5ng/mL	10ng/mL
2×10^4 cells/well	0	0.1ng/mL	1ng/mL	3ng/mL	5ng/mL	10ng/mL
2×10^4 cells/well	0	0.1ng/mL	1ng/mL	3ng/mL	5ng/mL	10ng/mL
5×10^3 cells/well	0	0.1ng/mL	1ng/mL	3ng/mL	5ng/mL	10ng/mL
5×10^3 cells/well	0	0.1ng/mL	1ng/mL	3ng/mL	5ng/mL	10ng/mL
3×10^3 cells/well	0	0.1ng/mL	1ng/mL	3ng/mL	5ng/mL	10ng/mL
3×10^3 cells/well	0	0.1ng/mL	1ng/mL	3ng/mL	5ng/mL	10ng/mL

図16-3　24ウェルを用いた場合のプレートデザインの例
　　増殖因子の濃度を評価する場合には，24ウェルプレートを使用する場合が多い。細胞密度により効果が異なることもあるため，段階的に細胞密度をふって効果を見る。

　効果を検討する試薬や増殖因子は，溶媒が一定濃度になるように段階希釈します。細胞種や培地の組成により毒性が出る濃度が変わるため，事前の検証が必要となります。溶解度によっては，濃い濃度のものを作製することが難しい場合もあり，工夫が必要になります。参考になれば幸いです。

■参考文献──────────────────────────────
1) OECD Environment, Health and Safety Publications Series on Testing and Assessment No.231 GUIDANCE DOCUMENT ON THE IN VITRO BHAS 42 CELL TRANSFORMATION ASSAY(BHAS 42 CTA)
2) 筒井健機「13. 試薬の希釈，できていますか？」，pp.85-104，古江美保　編著　本当に知ってる？ 細胞を培養する方法，じほう，2019
3) Timm M, Saaby L, Moesby L, Hansen EW. Considerations regarding use of solvents in in vitro cell based assays. Cytotechnology. 2013 Oct；65(5)：887-94. doi：10.1007/s10616-012-9530-6. Epub 2013 Jan 18. PMID：23328992；PMCID：PMC3967611.
4) de Abreu Costa L, Henrique Fernandes Ottoni M, Dos Santos MG, Meireles AB, Gomes de Almeida V, de Fátima Pereira W, Alves de Avelar-Freitas B, Eustáquio Alvim Brito-Melo G. Dimethyl Sulfoxide(DMSO) Decreases Cell Proliferation and TNF-α, IFN-γ, and IL-2 Cytokines Production in Cultures of Peripheral Blood Lymphocytes. Molecules. 2017 Nov 10；22(11)：1789. doi：10.3390/molecules22111789. PMID：29125561；PMCID：PMC6150313.

17

無血清培地とは？

　これまでの項でも無血清培養のお話も織り交ぜてきましたが，本項から改めてご説明をしたいと思います。

　無血清培地を，ウシ胎児血清を添加した培養条件から血清を抜いた培地のことだと認識されている方もいらっしゃるかもしれませんが，血清を含まず既知の組成からなる成分から構成される培地を無血清培地と呼びます。chemically defined serum-free culture， あ る いはgrowth factor defined serum-free cultureと表現されることもあります。近年，多くの無血清培地が開発・製品化・販売されるようになりました。血清の代わりにいくつもの成分を添加するためキットになっている製品が多く，便利にはなりましたが，成分を理解せずに使用されている方も多く見かけます。そこで，無血清培地について，ご説明していきたいと思います。

1．無血清培養の歴史

　無血清培地は1970年頃から，研究から始まりました[1~6]。卵巣腫瘍細胞は，生体ではホルモンに反応して増殖し，*in vitro*でも血清を添加した培養下では増殖しました。チャコールなどで処理した血清を使用すると細胞は増殖せず，黄体形成ホルモンやデキサメタゾンを加えると増殖が促進されました。これらの結果から，血清成分には細胞を増殖するホルモンが含まれていることが示唆されました[2~5]。以上の結果から，血清の主な役割はホルモンを供給することであると考え，1976年にIzumi Hayashi氏とGordon H. Sato博士[1]は，ラット下垂体細胞株GH$_3$の形質を変化させず細胞を増殖させる無血清培地条件を見出しました。GH$_3$は，成長ホルモンとプロラクチンを産生し，甲状腺ホルモンに依存的に増殖する細胞でした[7, 8]。さまざまなホルモンを検討し，25種類のホルモンがGH$_3$細胞の増殖を促進することを見出しましたが，最終的には，培地に甲状腺ホルモンのトリヨードサイロニン(T3)，サイロトロピン放出ホルモン(TRH)，トランスフェリン，副甲状腺ホルモン(PTH)，部分精製ソマトメジン製剤を補充すれば，完全に血清を除去できることを明らかにしました。

2．なぜ無血清培地が必要なのか？

　血清には，ホルモン，可溶性細胞増殖因子，分化因子，接着因子，および未定義の成分がさまざまな量で含まれています。また，フィーダー細胞は，さまざまな栄養素や成長因子を分泌していますが，分泌成分がすべて同定されているわけではありません。血清やフィーダー細胞を含む培養条件を使用する場合，その成分が不明なものを含み，細胞の挙動を制御するメカニズムの解析を妨げています。

　既知の組成からなる成分中で細胞を培養することにより，増殖や分化に必要な因子が同定でき，また，新規物質の細胞への影響を評価することが可能となります。例えば，10％血清添加条件ではEpidermal growth factor（EGF）やFibroblast growth factor（FGF），Transforming growth factor beta（TGF-beta）などが十分量含まれており，これら因子を添加してもそれ以上の細胞の応答を得ることはできません。そのため，血清添加の条件で培養している場合には，前日に血清を抜いた条件で培養して増殖因子を枯渇させるなどの処置をすることにより，EGFやFGFによる細胞の増殖への影響が解析可能となります。

　また，動物やヒトの血清はロット差があります。加えて，未知のウイルスなどの微生物や病原体が混入している可能性は否定できず，使用上のリスクがあります。定義が不明確なヒト・動物由来サプリメント，例えば，ヒト血小板溶解液，下垂体抽出物，ニワトリ胚抽出物，ウシ乳画分や植物血清なども同様です。

　近年，既知の成分からなる基礎培地に，精製された成分や，組換えタンパク，また，低分子化合物などのサプリメントを添加した培養条件がさまざま開発され，多くの種類の細胞が培養可能となってきました。それに伴い，ロットチェックなどの煩雑な操作の必要性も減少させることができるようになりつつあります。無血清培地の使用は，血清を添加した培養条件の必要性を減少させ，微生物汚染のリスクを低減し，生物学的実験結果の変動を減少させることができます。経済協力開発機構（OECD）は化学物質の評価におけるFBSの使用を控えるように推奨しています[9]。また，実験動物の3R原則－Reduce，Refine，Replace－[10]の観点からも取り組みが行われています。The European Centre for the Validation of Alternative Methods（ECVAM）の科学諮問委員会であるEURL ECVAM Scientific Advisory Committee（ESAC）では，FBSおよびその他の動物由来サプリメントの使用に関する声明が，2008年5月の第28回会議で承認されています。

日本ではこのような認識はあまり広まっていないように思いますが，さまざまな観点から，無血清培地の使用が推奨されています。

3．N2サプリメント

1976年のSato博士らの研究結果を受けて，1979年に，現在も広く使用されている神経細胞培養用のN2サプリメントがBottenstein博士とSato博士によって開発されました[11]。ラット神経芽細胞腫B104細胞株は，N2サプリメントを添加した無血清培地で血清とほぼ同等レベルに増殖することができたのです。加えて，血清条件と無血清条件では形態が異なっていました。血清存在下では，細胞は平坦で二極性に比較的平行に並んでいただけですが，一方，N2を添加した無血清培地では，細胞は紡錘形で，神経突起が伸びていました。

《N2サプリメント》
・bovine insulin　　　5 μg/mL
・transferrin　　　　100μg/mL
・progesterone　　　20nM
・putrescine　　　　100μM
・Na$_2$SeO$_3$　　　　30nM

4．6 factor

N2サプリメントが開発された後，多くの細胞種でインスリン，トランスフェリン，セレンを補充することが必須条件であることが判明しました。ITS（インスリン，トランスフェリン，亜セレン酸ナトリウム）は万能培地サプリメントとして広く使用されています。Sato, HG博士や子息であるSato, JD博士らはさらに改良を進め，5 factor（インスリン，トランスフェリン，エタノールアミン，2-メルカプトエタノール，セレン酸）あるいは6 factor（5 factor＋オレイン酸）を開発していることはあまり知られていません[12~14]。このfactorのおかげで，筆者は，ケラチノサイト，唾液腺幹細胞，primitive neuroectodermal tumor（PNET），マウスES細胞，ヒトES/iPS細胞，ヒト間葉系幹細胞を培養することができ，さまざまな細胞の機能を評価することができました[15~21]。

《6 factor》

- Bovine Insulin　　　　　　10μg/mL
- Apo-transferrin human　　5 μg/mL
- 2-mercaptoethanol　　　　10μM
- 2-Aminoethanol　　　　　10μM
- Sodium selenite　　　　　20nM
- Oleic acid conjugated with fraction V fatty acid-free bovine serum albumin 2 mol/mol BSA(100mg/mL BSA in DPBS)

5．サプリメントの手作りレシピ

　COVID-19パンデミックが発生し，ここ数年，流通が滞り，一方で需要も急増し，実験材料が手に入らず実験ができないという経験をされた方も多いかと思います。無血清培地用のキット製品の多くは輸入製品のため，培養できないという話も聞きました。確かにキット製品は入手が難しいかもしれませんが，実は，原材料は入手可能なものも多いのです。

　そこで，いくつかサプリメントの作製方法をご紹介したいと思います。

①インスリン(Insulin, from bovine pancreas 1 mg/mL)

　Bovine pancreas insulin (SIGMA I-5500) 100mgを4mM HCl 100mLに溶解します。通常は×100に相当し，培地1mLあたりに10μL加えます。使用時終濃度は10μg/mLとなります。

〈手順〉

- 100mLの遠沈管(IWAKI, 2355-100)に蒸留水(DW GIBCO 15230)を96mL分取する。
- 100mM HCl (SIGMA 13-1730-5)を4mL加え，4mM HCl 100mLを作る(使用する直前に調製し，作り置きをしない)。
- 100mg bovine pancreas insulinを上記で作製した4mM HCl 100mLで溶解する(試薬容器のなかに溶液を入れ，パウダーを巻き上げながら遠沈管に移すようにしてピペッティングする)。
- 0.22μmフィルターで滅菌する。
- 20mLずつ小分け分注をする(使いやすい液量に分注してよい)。

- 蓋をしっかり閉め，パラフィルムでシールする。
- 小分けした容器に，インスリン，調製後の最終濃度（1mg/mL），調製日を記載する。
- 4℃冷蔵庫に保管する。
- 長期保存をする場合は−20℃冷凍庫で保管する。

②トランスフェリン（Apo-transferrin human 1mg/mL）

　Apo-transferrin human（SIGMA T-2252-100MG）100mgをPBS（-）100mLに溶解します。通常は×200に相当し，培地1mLあたりに5μL加えて使用します。使用時終濃度は5μg/mLとなります。

〈手順〉
- 100mLの遠沈管（IWAKI，2355-100）にPBS（-）（GIBCO14190）を100mL分取する。
- トランスフェリン100mgをPBS（-）100mLで溶解する（試薬容器のなかにPBS（-）を入れ，ピペッティングしながら溶かす）。
- 0.22μmフィルターで滅菌する。
- 20mLずつ小分け分注をする（使いやすい液量に分注してよい）。
- 蓋をしっかり閉め，パラフィルムでシールする。
- 容器にトランスフェリン，調製後の最終濃度，調製日を記載する。
- 4℃冷蔵庫に保管する。
- 長期保存をする場合は−20℃冷凍庫で保管する。

③亜セレン酸ナトリウム（Sodium selenite 2μM）

　Sodium selenite（1mg）から一時ストック溶液を作製し，さらに2段階希釈をしてストック溶液を作製します。

　通常は×100に相当し，培地1mLあたりに10μL加えて使用します。使用時終濃度は20nMとなります。また，培地のボトルに直接加えて使用することも可能です。ただし，細胞種によっては要求性が異なるので，論文を調査して使用することをお勧めします。また，医薬用外毒物のため，グローブ，マスクをして作業します。

17 無血清培地とは？

〈手順〉

一次ストック溶液の作製

・遠沈管にDWを10mL分取する。

・遠沈管から一部DWをとり，Sodium selenite（1 mg）の瓶に加えて溶解する。

　＊注射器を使用する場合，注射器でDWを10mL吸い上げ，瓶のなかに注入したのち，転倒混和して溶解する。溶解液を再び注射器で吸い上げ全量遠沈管に戻す。

・溶解液を遠沈管に戻し，瓶のなかを共洗いして遠沈管へ移す。

・0.22μmフィルターで滅菌する。

・蓋をしっかり閉め，パラフィルムでシールする。

・Sodium selenite，調製後の最終濃度（0.1mg/mL），調製日を記載する。

・遠沈管をアルミホイルで遮光する。

・医薬用外毒物のため鍵のかかる4℃の冷蔵庫に保管する。

×100ストック溶液の作製

・遠沈管にPBS（-）を40mL分取する。

・0.1mg/mL sodium seleniteを138.5μL加える。

・調製後の濃度（2μM），調製日を記載する。

・遠沈管をアルミホイルで遮光する。

・医薬用外毒物のため鍵のかかる4℃の冷蔵庫に保管する。

④**fatty acid free-BSA溶液（fatty acid free-BSA（FAF-BSA）in PBS（50 mg/mL））**

　Albumin from bovine serum（fatty acid free，SIGMA A8806-1G）をPBS（-），20mLに溶解して使用します。培地に添加する，増殖因子を溶解するPBSに添加する，DMSOを用いて無血清培地にて凍結する際などに添加して使用します。

〈手順〉

・遠沈管にPBS（-）を20mL分取する。

・分取したPBS（-）のなかに，少しずつFAF-BSAを入れて溶解する。

　＊FAF-BSAのなかにPBS（-）を入れると溶けにくくなる。

135

＊遠沈管のなかでダマになってしまったら4℃の冷蔵庫に1時間～一晩静置して溶解させる。転倒混和すると泡だらけになる。
・0.22μmフィルターで滅菌する。
・蓋をしっかり閉め，パラフィルムでシールする。
・4℃冷蔵庫に保管する。

⑤3 factor (3 Mixture of 2-mercaptoethanol, 2-aminoethanol, Sodium selenite)

あまり多くの方は使用されないかもしれませんが，3 factorの作製方法も一応記載しておきたいと思います。一時ストック溶液を作製し，さらに2段階希釈をしてストック溶液を作製します。

×100に相当し，1 mLに10μL加えて使用します。使用時終濃度は，

2-mercaptoethanol　　10μM
2-aminoethanol　　　　10μM
Sodium selenite　　　　20nM
となります。

〈手順〉
1M 2-mercaptoethanol(2-ME)一次ストック溶液の作製
・遠沈管にDWを18.6mL分取する。
・以降は，ドラフト内で作業を行う。
・2-mercaptoethanol (14.3M) 1.4mLを遠沈管のDWに加え，全量を20mLにする。
・0.22μmフィルターで滅菌する。
・蓋をしっかり閉め，パラフィルムでシールする。
・2-mercaptoethanol，調製後の最終濃度(1M)，調製日を記載する。
・遠沈管をアルミホイルで遮光する。
・4℃冷蔵庫に保管する。
・医薬用外毒物のため鍵のかかるところに保管する。
　＊比重計算式
　　2ME原液から1Mの溶液を20mL作製する。
　　分子量　$HSCH_2CH_2OH = 78.13$

Density 1.114g/mL at 25℃(lit.)

78.13×0.02÷1.114=1.40

20mL中に1.4mLの14.3Mの2-MEを入れる。

1M 2-aminoethanol一次ストック溶液の作製

・遠沈管にDWを18.81mL分取する。

・2-aminoethanol(16.6M)を1.19mL加え，全量を20mLにする。

・0.22μmフィルターで滅菌する。

・蓋をしっかり閉め，パラフィルムでシールする。

・2-aminoethanol，調製後の最終濃度(1M)，調製日を記載する。

・遠沈管をアルミホイルで遮光する。

・4℃冷蔵庫に保管する。

　＊比重計算式

　　原液から1Mの溶液を20mL作製する。

　　分子量　$NH_2CH_2CH_2OH$=61.08

　　Density 1.02g/mL at 25℃(lit.)

　　61.08×0.02÷1.02=1.19

　　20mL中に16.6MのEthanolamineを1.19mL入れる。

3 factorの調製

《一次ストック溶液を使用して，3 factor(×100)の調製を行う》

・1M 2-mercaptoethanol，1M 2-aminoethanol，0.1mg/mL sodium selenite，DPBS(-)の入った各容器と遠沈管を安全キャビネットに入れる。

・遠沈管にDPBS(-)を40mL分取する。

・1M 2-mercaptoethanolを40μL加える。

・1M 2-aminoethanolを40μL加える。

・0.1mg/mL sodium seleniteを138.5μL加える。

・0.22μmフィルターで滅菌する。

・蓋をしっかり閉め，パラフィルムでシールする。

・遠沈管をアルミホイルで遮光する。

・4℃冷蔵庫に保管する。

科学の発展の歴史を知ると，現代の研究にも役立つことが多くあると思います。また，キットがあっても，一度サプリメントの自作を試しておくと，いざというときにも臨機応変に対応できるかと思います。

以上，参考になれば幸いです。

■参考文献

1) HAYASHI, I., SATO, G. Replacement of serum by hormones permits growth of cells in a defined medium. Nature. 259, 132-134(1976). https://doi.org/10.1038/259132a0

2) Clark JL, Jones KI, Gospodarowicz D, Sato GH. Growth response to hormones by a new rat ovary cell line. Nat New Biol. 1972 Apr 12 ; 236(67) : 180-1. doi : 10.1038/newbio236180a0. PMID : 4260653.

3) Armelin HA. Pituitary extracts and steroid hormones in the control of 3T3 cell growth. Proc Natl Acad Sci USA. 1973 Sep ; 70(9) : 2702-6. doi : 10.1073/pnas.70.9.2702. PMID : 4354860 ; PMCID : PMC427087.

4) Samuels HH, Tsai JS, Cintron R. Thyroid hormone action: a cell-culture system responsive to physiological concentrations of thyroid hormones. Science. 1973 Sep 28 ; 181 (4106) : 1253-6. doi : 10.1126/science.181.4106.1253. PMID : 4737760.

5) Nishikawa K, Armelin HA, Sato G. Control of ovarian cell growth in culture by serum and pituitary factors. Proc Natl Acad Sci USA. 1975 Feb ; 72(2) : 483-7. doi : 10.1073/pnas.72.2.483. PMID : 1054830 ; PMCID : PMC432336.

6) 古江美保 「5節 無血清培養技術とその培地活用・設計のポイント」 第2章 動物細胞培養での留意点と物質生産への応用 バイオプロセスを用いた有用性物質生産技術，技術情報協会
ISBN978-4-86104-904-0

7) Tashjian AH Jr, Yasumura Y, Levine L, Sato GH, Parker ML. Establishment of clonal strains of rat pituitary tumor cells that secrete growth hormone. Endocrinology. 1968 Feb ; 82(2) : 342-52. doi : 10.1210/endo-82-2-342. PMID : 4951281.

8) Tashjian AH Jr, Bancroft FC, Levine L. Production of both prolactin and growth hormone by clonal strains of rat pituitary tumor cells. Differential effects of hydrocortisone and tissue extracts. J Cell Biol. 1970 Oct ; 47(1) : 61-70. doi : 10.1083/jcb.47.1.61. PMID : 5513559 ; PMCID : PMC2108385.

9) OECD. Guidance Document on Good In Vitro Method Practices(GIVIMP). (OECD, 2018). doi : 10.1787/9789264304796-en.

10) Zurlo, J., Rudacille, D. & Goldberg, A. M. The three Rs: the way forward. Environ. Health Perspect. 104, 878-880(1996).

11) Bottenstein JE, Sato GH. Growth of a rat neuroblastoma cell line in serum-free supplemented medium. Proc Natl Acad Sci USA. 1979 Jan ; 76(1) : 514-7. doi : 10.1073/pnas.76.1.514. PMID : 284369 ; PMCID : PMC382972.

12) Sato J. D. Specific cells and their requirements. Basic Cell Cult. Pract. Approach(2002).

13) Okamoto, T., Sato, J. D., Barnes, D. W. & Sato, G. H. Biomedical advances from tissue culture. Cytotechnology. 65, 967-971(2013).

14) Okamoto, T. et al. Effects of insulin and transferrin on the generation of lymphokine-activated killer cells in serum-free medium. J. Immunol. Methods. 195, 7-14(1996).

15) 古江美保，久保寺友子，池田正一，黒木良和，中山義之. ダウン症候群患者由来上皮細胞の細胞特性—無血清培養下におけるEpidermal growth factor(EGF)およびFibroblast growth factor-1(FGF-1)の上皮細胞の増殖に及ぼす影響. 日本障害者歯科学会誌, 15, 13-19(1994).

16) Furue M, Okamoto T, Ikeda M, Tanaka Y, Sasaki Y, Nishihira K, Sato JD. Primitive neuroectodermal tumor cell lines derived from a metastatic pediatric tumor. In Vitro Cell Dev Biol Anim. 1994 30A(12)：813-6. doi：10.1007/BF02639388.

17) Furue M, Okamoto T, Hayashi H, Sato JD, Asashima M, Saito S. Effects of hepatocyte growth factor(HGF) and activin A on the morphogenesis of rat submandibular gland-derived epithelial cells in serum-free collagen gel culture. In Vitro Cell Dev Biol Anim. 1999 35(3)：131-5. doi：10.1007/s11626-999-0014-8.

18) Furue M, Okamoto T, Hayashi Y, Okochi H, Fujimoto M, Myoishi Y, Abe T, Ohnuma K, Sato GH, Asashima M, Sato JD. Leukemia inhibitory factor as an anti-apoptotic mitogen for pluripotent mouse embryonic stem cells in a serum-free medium without feeder cells. In Vitro Cell Dev Biol Anim. 2005 41(1-2)：19-28. doi：10.1290/0502010.1.

19) Furue MK, Na J, Jackson JP, Okamoto T, Jones M, Baker D, Hata R, Moore HD, Sato JD, Andrews PW. Heparin promotes the growth of human embryonic stem cells in a defined serum-free medium. Proc Natl Acad Sci USA. 2008；105(36)：13409-14. doi：10.1073/pnas.0806136105. Epub 2008 Aug 25. Erratum in：Proc Natl Acad Sci USA. 2008 Nov 18；105(46)：18071. PMID：18725626; PMCID：PMC2522264.

20) Kinehara M, Kawamura S, Tateyama D, Suga M, Matsumura H, Mimura S, Hirayama N, Hirata M, Uchio-Yamada K, Kohara A, Yanagihara K, Furue MK. Protein kinase C regulates human pluripotent stem cell self-renewal. PLoS One. 2013；8(1)：e54122. doi：10.1371/journal.pone.0054122. Epub 2013 Jan 21. PMID：23349801；PMCID：PMC3549959.

21) Mimura S, Kimura N, Hirata M, Tateyama D, Hayashida M, Umezawa A, Kohara A, Nikawa H, Okamoto T, Furue MK. Growth factor-defined culture medium for human mesenchymal stem cells. Int J Dev Biol. 2011；55(2)：181-7. doi：10.1387/ijdb.103232sm. PMID：2130547

18

何のために無血清培地を使うのか？

　多くの無血清培地が開発され，製品化されています。細胞の正確な反応や微小環境を明らかにするために無血清培地が開発されてきましたが，近年は，さまざまな目的のために無血清培地が使用されています。その目的によって、使用する成分を変更する必要がある場合もあります[1]。本項では，無血清培地を使用するにあたり，その目的によってどのような点に気をつけるべきか，ご説明したいと思います。

1．無血清培地を使用する目的

　多くの細胞が無血清培養できるようになりましたが，すべての細胞種に無血清培養が応用できるわけではありません[2]。また，1種類の培養条件ですべての細胞が培養できるような普遍的な無血清培地は存在しません。製品化されている培養条件であっても，目的によってはそれが使えるとは限りません。目的に応じて成分を変更する必要がありますし，自分で調製する必要も出てきます。無血清培地は，サプリメントがキット化されていることが多いため，自分で調製できないと思っている方が多いようです。ですが，オリジナルの論文を見れば，どのような成分を用いて，どう調製すればよいか，わかる場合が多いのです。目的に応じた条件を使用するために，まずは，オリジナルの論文を調査していただくことをお勧めします。

2．無血清培地データベース

　多くの論文があるなか，無血清培地開発のオリジナル論文を調査することは簡単ではありません。自分がやりたい内容と関連する参考論文を見つけても，そこに培養条件の詳細が記載されていないこともしばしばあります。しかも，その参考論文が無血清培地開発のオリジナルの論文を引用せず，その研究者がその培地を使って行った自身の論文を引用していると，孫引きの孫引きをしなければオリジナル論文を辿れないということも珍しくありません。本来であれば，オリジナルの論文を引用すべきですが，残念なことです。

　オリジナルの論文を見つけたら，次は，それが製品化されているかどうかを確

認する必要があります．市販しているメーカーを調べ，その市販培地に含まれている成分も調べる必要があり，いくら情報化社会とはいえ，かなりの労力がかかります．

2006年に，Falknerら[3]が市販されている無血清培地の情報について，フリーでアクセスできるデータベースを作成していました．現在，データベースは3Rsデータベースプログラムの一部として，3Rs-Centre ULSとAnimal Free Research UKが共同で管理しています．ATCC，ECACC，DSMZなどから入手可能な市販の無血清培地および適応細胞株はすべてデータベースに含まれています[4]．

実際の検索結果の事例をお示しします．QuicklinksのFCS-free Databaseをクリックすると検索サイトにアクセスします．例えば，下記のように入力してみます．

Cell line/type：ESCs(Embryonic Stem Cells)
Source：Literature-own formulationを選択
Species：Mouseを選択

7条件が絞り込まれてきました(**図18-1**)．

2番目のproductのESFのSourceをクリックして展開すると，下記の論文情報と説明が出てきました．

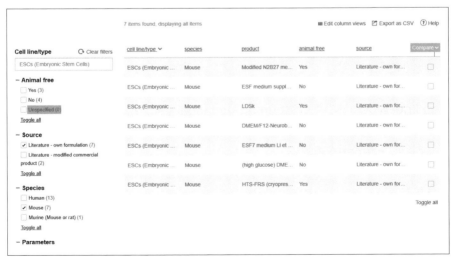

図18-1　FCS-free Database 検索結果の一例(その1)
https://fcs-free.org/

Nakanishi, M., Kurisaki, A., Hayashi, Y., Warashina, M., Ishiura, S., Kusuda-Furue, M., & Asashima, M.(2009). Directed induction of anterior and posterior primitive streak by Wnt from embryonic stem cells cultured in a chemically defined serum-free medium. *The FASEB Journal, 23*(1), 114-122.

In this study, chemically defined serum-free culture conditions for the differentiation of embryonic stem(ES)cells into the PS-like cells was developed. Cultures supplemented with Wnt showed induction of expression of a PS marker, the brachyury gene, followed by induction of the anterior PS markers goosecoid and foxa2, a posterior PS marker, evx1, and the endoderm marker sox17. Similar differentiation of PS by Wnt was also observed in human ES cells.

To culture mouse ES cells, ESF basal medium was supplemented with different components as specified in the Materials and Methods. The formulation of ESF basal medium is listed in a previous article, Furue et al. 2005. Human ES cells were cultured in hESF-dif medium. The chemical components of hESF-dif are same as those of mouse ESF except HEPES. HEPES is excluded from hESF-dif medium.

Furue M, et al. Leukemia inhibitory factor as an anti-apoptotic mitogen for pluripotent mouse embryonic stem cells in a serum-free medium without feeder cells. In Vitro Cell Dev Biol. 2005 ; 41 : 19-28.

　筆者が開発したマウスES細胞の無血清培地の論文が出てきました。

　もう１つ検索してみましょう。

Cell line/type：HUVECS(human umbilical vein endothelial cells)

Source：Biological Industries(1)を選択

Species：Humanを選択

　検索結果は１件で，クリックして展開をしてみると**図18-2**のような情報が出てきます。製品情報が掲載されており，企業サイトへのリンクも記載されています。ただ，残念ながら文献情報は記載されていないようです。

　Source：Lonza(1)(**図18-3**)を選択して展開すると，文献情報が掲載されており，論文にもアクセスできました。

From：Karaman, O.,&Yaralı, Z.B.(2018). Determination of minimum

18 何のために無血清培地を使うのか？

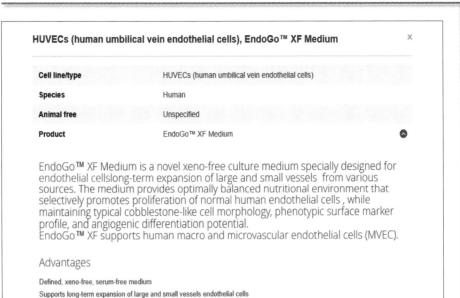

図18-2　FCS-free Database 検索結果の一例（その2）

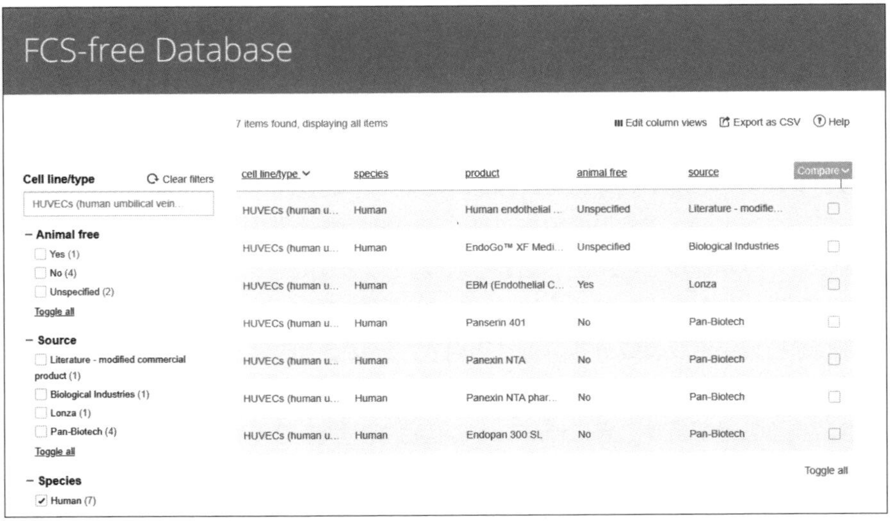

図18-3　FCS-free Database 検索結果の一例（その3）

143

serum concentration to develop scaffold free micro-tissue. The European Research Journal, 4(3), 145-151.

HUVEC were cultured with EBM (Endothelium Cell Basal Medium, Lonza, Allendale. NJ, USA)

"It has been determined that 0% and 1% serum are appropriate for determining the efficacy of biomimetic peptides and different extracellular matrix proteins on micro-tissue formation parameters of HUVEC".

完全ではないものの，培養条件や製品情報などを検索するには便利なツールかと思います。

3．基礎研究のための無血清培地

基礎研究で使用する場合，無血清であっても，完全なアニマルフリーではなく，安価で入手しやすい精製された動物由来成分を使用するのではないかと思います。ですが，やはり目的によって，使用する培養条件は少し違ってきます。

①minimum essentialな成分

例えば，分化メカニズムの解明，細胞増殖動態の把握などを目的とする場合が適応することが多いと思います。

②成分を抜いた既知成分

分化誘導や細胞増殖に必要な成分は，十分すぎると反応しないことがよくあります。minimum essentialな成分から成分を１つ抜く，あるいは単一成分から少しずつ添加物を増やしていき，分化や増殖に必要な候補物質を添加して，スクリーニングしていく場合に使用します。この場合は，個々のサプリメントを個別に入手して，添加していくことになります。

③アルブミンなどを含まない培地

細胞から分泌される成分を解析する場合，分泌する成分と相互作用する成分が培地中に少ない，あるいはない条件が望ましいと思います。アルブミンは，物質を抱合するので解析する際に邪魔になることが多いのです。この場合も，個々のサプリメントを個別に入手して添加していくことになります。

4．創薬研究のための無血清培地

スクリーニングをする際，今でも日本では血清添加の条件が用いられているこ

とが多いようです。ですが，ECVAM科学諮問委員会（ESAC）では，2008年に，すでに血清の非動物代替物の使用が満たされていないものについては，血清の代替物を探すとともに，将来も使用するのであれば，その正当性を示さなければならないと述べられています[5, 6]。血清や動物由来の未精製成分の使用は，その成分が未定義であるため，ロット差があります。そのため，これら動物由来未精製成分を使用した培養条件の場合は，実験結果の再現性を担保することが難しいのが現状です。近年のバイオ産業の発展に伴い需要が集中し，供給の安定性に課題がある事例も発生しています。このような状況を鑑み，創薬研究においては，再現性の確保とともに，動物実験に関する3Rの原則に基づいた無血清培地の使用が推奨されます。まだ，すべてのサプリメントを合成品で構成することは難しく，また，リコンビナント製品の品質や供給量も安定していない場合もあります。品質，供給の安定性，コストを考慮しつつ，可能な範囲で動物由来成分を含まない無血清培地の使用が求められるのかと思います。

　成分については，基礎研究のための無血清培地の使用条件とそれほど大きく差はないのかと思います。薬物動態や安全性評価などのために培養する際には，アルブミン含量は重要な項目かと思います。

　一方，昨今，還流装置を備えたマイクロ流体デバイスを用いたオルガンオンチップが注目されつつあります。血管を模倣した経路を再現することがチップになっている製品もあります。そのような場合には，実験動物の代替として血清を使用することも容認されるように思うのですが，どうなのでしょうか。Microphysiological System（MPS）*の集まりがあったときに聞いてみたいと思います。

*MPSとは，生体の臓器や組織の機能の特性を模倣する反応を提供する微小環境を構築した小型のチップ内に，機能的に特性のある細胞，器官や組織由来の採取物，オルガノイドなどを入れたin vitroプラットフォーム。オルガノイドも含まれる[7, 8]。

5．再生医療等製品の製造

　ヒトES細胞が開発されて25年が経ち，ヒトiPS細胞が発表されてからは，約20年が経過しました。細胞治療製品の開発はようやく活発化してきているように見受けられます[9, 10]。細胞を用いた治療，いわゆる再生医療等製品用の細胞を製造する場合には，基礎研究とは異なり，ヒトへの投与のリスクを考える必要が出てきます。基本的には，細胞や細胞に由来するものについての品質が課題となりますが，細胞加工製品を製造する過程で使用される培地成分について留意すべ

き点は，

　　・細菌，真菌，ウイルスが混入していないこと

　　・エンドトキシンや病原体が混入していないこと

　　・変異原性のある成分が混入していないこと

　　・目的外生理物質が最終製品に残存しないこと

などがあげられます[11]。

　再生医療に使用するのだから無血清でなくてはいけないわけではなく，動物由来成分であっても，必要な検査を実施した成分であれば，使用することは可能です。ですが，さまざまな病原体の検査にかかる経費と手間を考慮すると，無血清培地を使用したほうがよいということはあるかもしれません。

　一方で，細胞製品の製造管理という観点から見ると，やはり再現性を担保するためには，ロット差の少ない無血清培地を使用することが望ましいと思われます。動物由来，あるいはヒト由来成分を使用する場合には，できるだけ精製されたものを使用することによって，ロット差を少なくすることが可能です。リコンビナントの増殖因子であってもロット差があり，その活性に差があることもあります。増殖因子の代替として，より安定な化合物を使った培養条件も開発されています[12]。また，増殖因子を模倣するペプチドの開発に注目が集まっています[13, 14]。成長因子代替ペプチドも製品化されており[15]，より安価で安定な培養系の設計が期待されています。細胞の安定した培養方法がまだ完全に開発されていない状況においては，培地成分のロット差をできるだけ少なくすることが，製造の安定性につながるのかもしれません。

　このような製造に使用するための無血清培養条件は，開発当初からその前提で検討することが重要です。「分化誘導プロトコールができたので，無血清に変更したいと思います」とおっしゃる研究者の方がいらっしゃいます。ですが，一度設定された血清を含む条件を無血清培養条件へ変更するには時間がかかり，開発期間が長引いてしまいます。もし，１％でもこの分野に参入の可能性があるのであれば，スタートから無血清培地で基礎研究をすることをお勧めします。

　無血清培地を使うことが当たり前になりつつありますが，一方で基礎知識なく使用してしまうと，間違った結果を招きかねません。無血清培地を使用する際には，ぜひ一度，オリジナルの論文をご一読いただくことをお勧めします。

　以上，参考になれば幸いです。

18 何のために無血清培地を使うのか？

■参考文献

1) 古江美保「5節 無血清培養技術とその培地活用・設計のポイント」第2章 動物細胞培養での留意点と物質生産への応用，バイオプロセスを用いた有用性物質生産技術，技術情報協会
ISBN978-4-86104-904-0

2) van der Valk J. Fetal bovine serum-a cell culture dilemma. Science. 2022 Jan 14；375（6577）：143-144. doi：10.1126/science.abm1317. Epub 2022 Jan 13. PMID：35025663.

3) Falkner E, Appl H, Eder C, Losert UM, Schöffl H, Pfaller W. Serum free cell culture：the free access online database. Toxicol In Vitro. 2006 Apr；20（3）：395-400. doi：10.1016/j.tiv.2005.09.006. Epub 2005 Oct 25. PMID：16256302.

4) Brunner, D. Serum-free cell culture：the serum-free media interactive online database. *ALTEX* 53-62（2010）doi：10.14573/altex.2010.1.53.

5) OECD. *Guidance Document on Good In Vitro Method Practices（GIVIMP）*.（OECD, 2018）doi：10.1787/9789264304796-en.

6) van der Valk, J. Fetal bovine serum（FBS）：Past-present-future. *ALTEX* 99-118（2018）. doi：10.14573/altex.1705101.

7) 細胞×画像ラボ 用語集 エムピーエス
https://www.healthcare.nikon.com/ja/ss/cell-image-lab/glossary/mps.html

8) Hargrove-Grimes P, Low LA, Tagle DA. Microphysiological Systems：Stakeholder Challenges to Adoption in Drug Development. Cells Tissues Organs. 2021 Aug 11：1-13. doi：10.1159/000517422. Epub ahead of print. PMID：34380142.

9) 第9回 再生・細胞医療・遺伝子治療開発協議会 議事次第参考資料2
https://www.kantei.go.jp/jp/singi/kenkouiryou/saisei_saibou_idensi/dai9/sankou2.pdf

10) 第1回「再生医療・遺伝子治療の産業化に向けた 基盤技術開発事業」中間評価検討会 資料8
https://www.meti.go.jp/policy/tech_evaluation/c00/C0000000R04/230117_regenerative_medicine_1st/230117_regenerative_medicine_1st.html

11) 再生医療等製品（ヒト細胞加工製品）の品質，非臨床試験 及び臨床試験の実施に関する技術的ガイダンスについて
https://www.pmda.go.jp/review-services/drug-reviews/about-reviews/ctp/0007.html

12) Yasuda SY, Ikeda T, Shahsavarani H, Yoshida N, Nayer B, Hino M, Vartak-Sharma N, Suemori H, Hasegawa K. Chemically defined and growth-factor-free culture system for the expansion and derivation of human pluripotent stem cells. Nat Biomed Eng. 2018 Mar；2（3）：173-182. doi：10.1038/s41551-018-0200-7. Epub 2018 Mar 5. PMID：31015717.

13) Rizzo MG, Palermo N, D'Amora U, Oddo S, Guglielmino SPP, Conoci S, Szychlinska MA, Calabrese G. Multipotential Role of Growth Factor Mimetic Peptides for Osteochondral Tissue Engineering. Int J Mol Sci. 2022 Jul 2；23（13）：7388. doi：10.3390/ijms23137388. PMID：35806393；PMCID：PMC9266819.

14) Ito K, Matsuda Y, Mine A, Shikida N, Takahashi K, Miyairi K, Shimbo K, Kikuchi Y, Konishi A. Single-chain tandem macrocyclic peptides as a scaffold for growth factor and cytokine mimetics. Commun Biol. 2022 Jan 14；5（1）：56. doi：10.1038/s42003-022-03015-6. PMID：35031676；PMCID：PMC8760323.

15) 成長因子代替ペプチド，ペプチグロース株式会社
https://peptigrowth.com/products/

147

19

無血清培地に使用する基礎培地

　血清の代わりに精製された成分や合成成分などを用いた無血清培地を用いて培養する場合，基礎培地は血清を用いた場合に比べ，栄養素が豊富な培地を用いる場合が多いです[1]。本項では，無血清培地で使用される基礎培地や成分をご説明したいと思います。

1．基礎培地成分

(1)アミノ酸

　1955年に，Theodore T. Puck博士とPhilip I. Marcus博士は，それまで難しかった動物細胞の単一細胞での培養を，高い効率でクローン増殖をさせることに成功しました[2]。この技術を基礎として，多くの種類の細胞のための基礎培地の栄養の最適化や，精製タンパク質および非タンパク質の要求性についての研究が進みました。Puck博士の研究室で，Richard G. Ham博士は，無タンパク培養にはピルビン酸，セリン，チミジン，鉄，カルシウム，葉酸などが必要であることを特定し，F10培地，F12培地を開発しました[3]。また，Ham博士らは，微量元素であるセレンがチャイニーズハムスター卵巣（CHO）細胞だけでなく[4]，ヒト2倍体細胞でも必要であることを明らかにしました[5]。

　その後，さらにHam博士は後で述べるMCDBシリーズの培地を開発していきました。

　栄養が十分ではない培地を使って培養を行うと，さまざまな細胞種で細胞の増殖を停滞させます[6, 7]。MCDB153培地はマウス・ケラチノサイト用には十分でしたが，ヒト・ケラチノサイトでは，より高い栄養が必要であり，ヒスチジン，イソロイシン，メチオニン，フェニルアラニン，トリプトファンおよびチロシンの6種類のアミノ酸を増量した高アミノ酸培地MCDB153HAAが開発されました[7]。

　無血清培地の提唱者Gordon Sato博士の子息であるDenry Sato博士ら（1994）[8]は，マウスの顎下腺上皮細胞をMCDB153培地に第17項でご説明した6因子のうち4因子（4F：インスリン，トランスフェリン，2-メルカプトエタノール，2-アミノエタノール）にFGF-1を添加した無血清培地で培養可能であることを報告しています。筆者は，ラットもマウスと同じ条件で培養できるだろうと思

い，ラット顎下腺上皮細胞をこの条件で培養しところ，3回目の継代を行うと，ほとんどの細胞が突然アポトーシスを起こして全滅していきました[9]。増殖因子を増やしたりもしたのですが，効果がありませんでした。もしかして栄養不足かと思い，MCDB153HAAで培養してみたところ，アポトーシスを起こさなくなりました。MCDB153からMCDB153HAAに追加されているアミノ酸6種類の要求性を確認したところ，イソロイシンがマウスよりも高い濃度で必要であることがわかりました。その至適濃度は0.75mMでした。Sato博士らのマウス顎下腺由来の上皮細胞を継代培養した条件では，イソロイシンは0.015mMでした[8]。筆者は，イソロイシンの濃度を調整することにより，コラーゲンゲル内で枝状の管腔形成能をもつラット唾液腺細胞（RSMG-1）[10, 11]を樹立することができました。

　調べてみると，Oku博士ら（1994）[12]が，ラット表皮ケラチノサイトの培養液中のイソロイシンの至適濃度は0.05mMであると報告しています。培養液中のイソロイシンの至適濃度は動物種とともに，細胞種特異的である可能性も示唆されます。

　ヒト多能性幹細胞から肝細胞や膵臓の細胞への分化誘導法を開発されている粂先生らのグループは[13, 14]，メチオニンがヒトES細胞／iPS細胞の未分化性維持に必要であることを発見されています。ヒトES細胞／iPS細胞が大量のメチオニンを必要とし，メチオニン代謝に関わる酵素を高レベルで発現していることを明らかにされました。メチオニンの欠乏は，p53-p38シグナルの活性化，NANOGの発現低下，ヒトES細胞／iPS細胞の分化を促し，その後，3胚葉すべてへの分化を促進するが，長時間のメチオニン欠乏にさらされると，細胞はアポトーシスを起こすと報告されています。つまり，ヒトES細胞／iPS細胞をメチオニンを除いた培地で培養すると，分化細胞だけが生き残り，効率的に分化誘導することができるのです。

　以上のことを考えると，1細胞種に対応した栄養条件が必要であることを示しているのではないでしょうか？　生体では一体どのように調整されているのでしょうか？　不思議ですよね。In vitroで個々の細胞の培養環境を整えるというのは，かなり繊細に考える必要があるのかもしれません。

(2)カルシウム濃度

　ヒト表皮角化細胞ケラチノサイトは，放射線照射により増殖を停止させたSwiss-3T3細胞をフィーダー細胞として使用し，ダルベッコ改変イーグル培地

(DMEM)に20％牛血清とハイドロコルチゾンを添加した条件で培養を行うと[15]，重層化し，上方では細胞が角化し，皮膚の細胞シートができます。この培養条件でのカルシウム濃度は1mM以上です。一方，Ham博士らのグループ[16〜18]により改良されたフィーダーを用いない系で使われる無血清培地MCDB153のカルシウム濃度は0.03mMとなっています。この条件ではケラチノサイトは重層化せず単層で増殖し，角化しません。カルシウム濃度を1mMに上昇させると重層化，角化が起こり，増殖も停止します[19〜21]。

　前述したラット唾液腺幹細胞RSMG細胞は，カルシウム濃度0.03mMのMCDB153培地中では単層で増殖します。このままコラーゲンゲル内で培養しても，ブランチング構造は形成しませんでした。塩化カルシウムを加えてカルシウム濃度を0.06mMに上昇させると，みるみるブランチング構造を形成しました。パラフィン包埋をして切片を切ってみると管腔構造を取り，分泌物も確認できました[10]。

　正常組織由来上皮系細胞の場合，カルシウム濃度はクリティカルです。何の目的のために培養を行うのかにより，カルシウム濃度を選ぶ必要があります。

(3)フェノールレッド

　基礎培地はたいてい，きれいなピンクオレンジの色をしています。pH指示薬であるフェノールレッドが添加されているからです[22]。通常，培地はpH7.4前後に調整されています。培養系にバクテリアが感染したり，細胞が増殖しすぎている条件では，乳酸などの代謝物が多くなり，pHが下がり黄色になります。CO_2インキュベーターが正常に稼働せずCO_2濃度が下がっているとpHが上がり，赤紫色になります。フェノールレッドは培養状況を簡便に確認するための便利なツールです。ですが，実は，フェノールレッドはエストロゲンと同じような作用をもっています。ホルモン依存性の増殖を示す細胞，例えば，ヒト乳がん由来のエストロゲン受容体陽性のMCF-7細胞では，フェノールレッドが入っていると増殖が阻害されます。そのほか，ホルモンを添加して実験を行うような場合，フェノールレッドを含まない培地を使用します。

　また，フェノールレッドは画像撮影や蛍光に干渉することがあるため，蛍光画像撮影用のため，フェノールレッドを含まない培地を使用することもあります。

2．さまざまな基礎培地

（1）F12培地

　F12培地は，Ham's F-12とも呼ばれ，上記で述べたように，CHO細胞，肺細胞，マウスL細胞の無血清単細胞プレーティング用に開発されました。Ham's F-12は今でも幅広い細胞に用いられています。

（2）DMEM/F12培地

　Gordon Sato博士と，David Barnes博士らは[23~25]，最適化された栄養培地があれば，個々の細胞タイプに必要なサプリメントの定義が複雑でなくなるかもしれないと考えました。その細胞の最適な栄養条件が不明な場合には，DMEMとHam's F12培地を50：50(v/v)の割合で混合したDMEM/F12培地を用いると，栄養豊富な基礎培地となり，サプリメントの最適化をする際に効率的に検討できるとしています。

（3）MCDB培地

　Richard G. Ham博士が，Molecular, Cellular and Developmental Biology, University of Colorado (MCDB) に所属していた際，開発した一連の無血清培地MCDBシリーズがあります[19, 20, 26~28]。改良されて番号も変化していくので，少しわかりにくいかもしれません。主なものを以下に記載します。

　MCDB131はヒト微小血管内皮細胞(human microvascular endothelial cells, HMVEC)用の基礎培地として使用されています。

　MCDB105および110は，MCDB104培地を改良したもので，ホルモン，成長因子，または，低濃度の血清タンパク質を添加してヒト2倍体線維芽細胞様細胞(WI-38, MRC-5, IMR-90)やヒト包皮線維芽細胞の長期生存と迅速なクローン増殖に最適化されています。

　MCDB151，201および302は，Ham博士の栄養混合物F-12を改良したもので，低濃度の血清タンパク質，広範な微量元素，または血清タンパク質を使用しない，ヒト・ケラチノサイトの増殖，ニワトリ胚線維芽細胞のクローン増殖，およびCHO細胞の増殖用に設計されています。

　MCDB153培地は上記のように，ヒト・ケラチノサイト用の基礎培地です。

(4)RD培地

　ほとんどのマウス骨髄腫細胞株は血清添加培地では増殖できますが，コレステロールがないと死滅します。この条件を利用して，Denry Sato博士らは，コレステロールを含まない培地を用いたハイブリドーマの代替選択法を開発しました[29, 30]。RPMI1640とDMEMを50：50（v/v）で混合したRD培地を基礎培地として，5因子（インスリン，トランスフェリン，エタノールアミン，2-メルカプトエタノール，亜セレン酸ナトリウム）を添加し，脂肪酸を含まないBSAオレイン酸コンジュゲートを加えることにより，ハイブリドーマを選択的に回収することができます。このRD培地は，ハイブリドーマだけでなく，扁平上皮がんや未分化神経外胚葉性腫瘍（PNET）などそのほかの細胞種の培養にも利用できることがわかりました[31, 32]。また，浸透圧を変更することにより，アフリカツメガエルのアニマルキャップの培養も行うことができました[33]。

　余談ながら，筆者は，マウスES細胞培養用に，浸透圧がやや低いESF培地を開発しました[34]。このESF培地は，ヒトES細胞やiPS細胞，ヒト間葉系幹細胞の無血清培養にも利用することができました[35〜39]。ESF基礎培地は富士フイルム和光純薬株式会社から販売されていましたが，残念ながら特許期間終了とともに生産中止となってしまいました。どなたか作っていただき，使っていただけると嬉しいです。

　過去の論文を読んでみると，基礎を理解でき，思わぬ発見（？）があり，今の研究にも役立つことが多くあると思います。

　以上，参考になれば幸いです。

■参考文献

1）古江美保「5節　無血清培養技術とその培地活用・設計のポイント」，第2章　動物細胞培養での留意点と物質生産への応用　バイオプロセスを用いた有用性物質生産技術，技術情報協会，ISBN978-4-86104-904-0

2）Puck TT, Marcus PI. A RAPID METHOD FOR VIABLE CELL TITRATION AND CLONE PRODUCTION WITH HELA CELLS IN TISSUE CULTURE：THE USE OF X-IRRADIATED CELLS TO SUPPLY CONDITIONING FACTORS. Proc Natl Acad Sci USA. 1955 Jul 15；41（7）：432-7. doi：10.1073/pnas.41.7.432.

3）HAM RG. CLONAL GROWTH OF MAMMALIAN CELLS IN A CHEMICALLY DEFINED, SYNTHETIC MEDIUM. Proc Natl Acad Sci USA. 1965 Feb；53（2）：288-93. doi：10.1073/pnas.53.2.288.

4）Hamilton, W.G., Ham, R.G. Clonal growth of Chinese hamster cell lines in protein-free media. *In Vitro* **13**, 537-547（1977）.

5) Ham, R.G., McKeehan, W.L. Media and growth requirements. *Meth. Enzymol.* **58**, 44-93 (1979).

6) Pittelkow, M.R., Wille, J.J. & Scott, R.E. Two functionally distinct classes of growth arrest states in human prokeratinocytes that regulate clonogenic potential. *J. Invest. Dermatol.* **86**, 410-417(1986).

7) Shipley, G.D. & Pittelkow, M.R. Control of growth and differentiation in vitro of human keratinocytes cultured in serum-free medium. *Arch. Dermatol.* **123**, 1541a-1544a(1987).

8) Sato J.D. Specific cells and their requirements. *Basic Cell Cult. Pract. Approach.* 2002.

9) Furue, M., Okamoto, T., Koshika, S. & Asashima, M. Isoleucine prevents rat salivary gland epithelial cells from apoptosis in serum-free culture. *In Vitro Cell. Dev. Biol. Anim.* **36**, 287-289(2000).

10) Furue, M. *et al.* Effects of hepatocyte growth factor(HGF)and activin a on the morphogenesis of rat submandibular gland-derived epithelial cells in serum-free collagen gel culture. *In Vitro Cell. Dev. Biol. Anim.* **35**, 131-135(1999).

11) Furue, M., Zhang, Y., Okamoto, T., Hata, R.I. & Asashima, M. Activin A Induces Expression of Rat Sel-1l mRNA, a Negative Regulator of Notch Signaling, in Rat Salivary Gland-Derived Epithelial Cells. *Biochem. Biophys. Res. Commun.* **282**, 745-749(2001).

12) Oku, H. *et al.* Serum-free culture of rat keratinocytes. *In Vitro Cell. Dev. Biol. Anim.* **30**, 496-503(1994).

13) Shiraki, N. *et al.* Methionine Metabolism Regulates Maintenance and Differentiation of Human Pluripotent Stem Cells. *Cell Metab.* **19**, 780-794(2014).

14) Sim EZ, Enomoto T, Shiraki N, Kume S. Protocol to generate human pluripotent stem cell-derived pancreatic β cells through methionine and zinc deprivation. STAR Protoc. 2023 Mar 22 ; 4(2) : 102183. doi : 10.1016/j.xpro.2023.102183. Epub ahead of print. PMID : 36952333 ; PMCID : PMC10060906.

15) Rheinwald, J.G. & Green, H. Serial cultivation of strains of human epidermal keratinocytes : the formation of keratinizing colonies from single cells. *Cell* **6**, 331-343 (1975).

16) Tsao, M.C., Walthall, B.J. & Ham, R.G. Clonal growth of normal human epidermal keratinocytes in a defined medium. *J. Cell. Physiol.* **110**, 219-229(1982).

17) Peehl, D.M. & Ham, R.G. Clonal growth of human keratinocytes with small amounts of dialyzed serum. *In Vitro* **16**, 526-540(1980).

18) Peehl, D.M. & Ham, R.G. Growth and differentiation of human keratinocytes without a feeder layer or conditioned medium. *In Vitro* **16**, 516-525(1980).

19) Boyce, S. T. & Ham, R. G. Calcium-regulated differentiation of normal human epidermal keratinocytes in chemically defined clonal culture and serum-free serial culture. *J. Invest. Dermatol.* **81**, 33s-40s(1983).

20) Boonstra J, De Laat SW, Ponec M. Epidermal growth factor receptor expression related to differentiation capacity in normal and transformed keratinocytes. *Exp. Cell Res.* 1985 Dec ; 161(2) : 421-33. doi : 10.1016/0014-4827(85)90098-9.

21) 小林敬三，星　宏良．ヒト表皮角化細胞の増殖と分化-特に液性因子の役割について，組織培養研究，**7**(2) : 49-58(1989).

22) OECD. *Guidance Document on Good In Vitro Method Practices*(*GIVIMP*).(OECD, 2018). doi : 10.1787/9789264304796-en.

23) Barnes, D., McKeehan, W.L. & Sato, G.H. Cellular endocrinology : integrated physiology in vitro. *In Vitro Cell. Dev. Biol.* **23**, 659-662(1987).

24) Barnes, D. & Sato, G. Methods for growth of cultured cells in serum-free medium. *Anal. Biochem.* **102**, 255-270(1980).

25) Yao, T. & Asayama, Y. Animal-cell culture media: History, characteristics, and current

issues. *Reprod. Med. Biol.* **16**, 99-117(2017).

26) McKeehan, W.L. and Ham, R.G. Stimulation of Clonal Growth of Normal Fibroblasts with Substrata Coated with Basic Polymers. *J. Cell Biol.* **71**, 727-734(1976).

27) Hamilton, W.G. and Ham, R.G., Clonal Growth of Chinese Hamster Ovary Cell Lines in Protein-Free Media. *In Vitro* 13 : 9, 537-547(1977).

28) Sigma-Aldrich®社 MCDB Media production Information https://www.sigmaaldrich.com/deepweb/assets/sigmaaldrich/product/documents/170/897/m6645for.pdf

29) Sato, J. D., Kawamoto, T. & Okamoto, T. Cholesterol requirement of P3-X63-Ag8 and X63-Ag8.653 mouse myeloma cells for growth in vitro. *J. Exp. Med.* **165**, 1761-1766(1987).

30) Sato, G. H. & Sato, J. D. Growth Factor Receptor Monoclonal Antibodies and Cancer Immunotherapy. *JNCI J. Natl. Cancer Inst.* **81**, 1600-1601(1989).

31) Furue, M. *et al.* Primitive neuroectodermal tumor cell lines derived from a metastatic pediatric tumor. *In Vitro Cell. Dev. Biol. Anim.* **30**, 813-816(1994).

32) Zhang, Y. *et al.* Growth inhibition by keratinocyte growth factor receptor of human salivary adenocarcinoma cells through induction of differentiation and apoptosis. *Proc. Natl. Acad. Sci.* **98**, 11336-11340(2001).

33) Fukui, Y. *et al.* Long-term culture of Xenopus presumptive ectoderm in a nutrient-supplemented culture medium. *Dev. Growth Differ.* **45**, 499-506(2003).

34) Furue M, Okamoto T, Hayashi Y, Okochi H, Fujimoto M, Myoishi Y, Abe T, Ohnuma K, Sato GH, Asashima M, Sato JD. Leukemia inhibitory factor as an anti-apoptotic mitogen for pluripotent mouse embryonic stem cells in a serum-free medium without feeder cells. *In Vitro Cell. Dev. Biol. Anim.* 2005 Jan-Feb : 41(1-2) : 19-28. doi : 10.1290/0502010.1.

35) Furue, M.K. *et al.* Heparin promotes the growth of human embryonic stem cells in a defined serum-free medium. *Proc. Natl. Acad. Sci.* **105**, 13409-13414(2008).

36) Kinehara, M. *et al.* Protein Kinase C Regulates Human Pluripotent Stem Cell Self-Renewal. *PLoS ONE* **8**, e54122(2013).

37) Mimura, S. *et al.* Growth factor-defined culture medium for human mesenchymal stem cells. *Int. J. Dev. Biol.* **55**, 181-187(2011).

38) Yanagihara, K. *et al.* Prediction of Differentiation Tendency Toward Hepatocytes from Gene Expression in Undifferentiated Human Pluripotent Stem Cells. *Stem Cells Dev.* **25**, 1884-1897(2016).

39) Suga, M. *et al.* A morphology-based assay platform for neuroepithelial-like cells differentiated from human pluripotent stem cells. *Int. J. Dev. Biol.* **62**, 613-621(2018).

20

今さら聞けない間葉系幹細胞の基本

　近年，間葉系幹細胞（Mesenchymal Stem Cells；MSC）の研究はかなり進んだように感じます。以前は血清添加条件が必須とお考えになる研究者も多くいらっしゃいましたが，最近は無血清培養培地の市販品も増えました。時代が変わってきたことを感じます。本項では，MSCの特性について，概説いたします。

1．MSCの概要

　MSCは，骨髄，脂肪組織，臍帯血，歯髄などの間葉組織に存在する体性幹細胞です。主に，骨，軟骨，脂肪に分化する能力をもち，多分化能をもっています。多能性（pluripotency）をもっていると表現する研究者もいますが，現状では分化多能性（multipotency）と表現するのが妥当と思われます。

　MSCはT細胞の活性化を抑制し，CD4陽性T細胞から制御性T細胞への分化を促進し，炎症性サイトカインの分泌を抑制するなど，免疫を負に制御する作用をもっています[1,2]。この特性により，移植後の急性移植片対宿主病GVHD（急性GVHD）および慢性GVHDの治療に利用されるようになりました。MSCは組織の修復や再生に重要な役割を果たすといわれ，臨床投与が行われていますが，そのメカニズムは完全には理解されていません。近年では，MSCは組織損傷部位に移動して免疫システムを抑制し，抗炎症性サイトカインを分泌することで組織再生を促進していると考えられています。2019年のアメリカの研究者Mark F. Pittengerら[3]の論文によれば，これまでに55,000以上の論文が発表され，FDAに登録されているMSC臨床試験は950以上，約10,000人の患者が治療を受けていると報告しています。

　このように臨床試験で広く研究されていますが，一方で，その科学的に十分解明されていない点も多く，医療応用には多くの課題が残っているのが現状かと思います。

2．MSCの歴史

　1960年代後半から1970年代にかけて，ロシアの研究者Alexander

Friedensteinらは[4〜6]，マウス骨髄中に分化能をもつ細胞が存在することを初めて報告しました。これらの細胞は，骨，軟骨，脂肪に分化できることが示されました。この研究が，MSCの概念の基礎を築きました。ただ，それ以前から骨髄のなかに接着する細胞があり，培養できることは報告されていたようです。

1980年代に，MSCに関する研究が飛躍的に進展し，MSCの特性，分化能力，臨床応用の可能性について多くの知見が得られました。1988年，M. OwenとFriedensteinは[7]，骨髄の間葉系細胞が骨形成を誘導する前駆細胞であることを報告しています。彼らの研究は，骨髄由来の間葉系細胞がストローマ幹細胞（stromal stem cells）として機能し，骨形成に寄与することを明らかにしました。

1990年代には，臨床応用が始まっています。まず，1991年にArnold Caplanら[8]が，ラットの間葉系細胞を培養し，カルシウムリン酸セラミックブロックに移植してその骨形成能を評価しました。この研究は，培養されたMSCが移植後に骨形成を誘導できることを示し，MSCの臨床応用の可能性を示すものでした。そしてCaplanは[9]，間葉系幹細胞MSCという用語を提唱し，MSCの特性とその治療可能性についての研究が進められました。1992年にヒト骨髄MSCの単離と拡大培養が報告され[10]，1993年に患者への注入が開始され，その成果が1995年に報告されています[11]。1999年，Pittengerら[12]は，ヒトMSCが骨，軟骨，および脂肪に分化することを示す詳細な研究を発表しました。

一方で，治療による不幸な事件も起きています[2, 13]。Pittengerら[3]は「評判の高い臨床試験と，幹細胞製品の一般消費者向けの拙速な販売との間に乖離がある」と述べています。

MSCは多くの臨床試験で有望な治療法として研究されていますが，MSCの治療効果に関するメカニズムはまだ完全には理解されておらず，長期的な安全性と有効性についてのデータが求められています。今後のMSCのさらなる研究の進展が期待されています。

3．MSCの定義

国際細胞治療学会（ISCT）は，MSCを以下の基準で定義しています[14]。
①プラスチック表面への接着性
　培養条件下でプラスチック表面に接着すること。
②特定の細胞表面マーカーの発現
　ポジティブマーカー：CD73，CD90，CD105

ネガティブマーカー：CD34，CD45，CD14，CD19，HLA-DR

③三系統への分化能

　骨（オステオジェネシス），脂肪（アディポジェネシス），および軟骨（コンドロジェネシス）への分化能力をもつこと。

4．ISCTによって定義されている表面マーカー

　前項のISCTによって定義された基準が一般的に使用されています[14]。

ポジティブマーカー（MSCに発現するマーカー）

CD73（5'-Nucleotidase）

　MSCの細胞膜に存在する酵素で，細胞外のアデノシン一リン酸（AMP）をアデノシンに変換する役割をもつ[15, 16]。細胞外のAMPをアデノシンに変換する酵素であり，免疫調整に関与している。

CD90（Thy-1）

　MSCの表面に存在するグリコシルホスファチジルイノシトールアンカー型タンパク質であり，細胞接着やシグナル伝達に関与している[12, 16]。

CD105（Endoglin）

　MSCの表面に存在する補助因子であり，血管内皮細胞の成熟や血管新生に関与する[6, 16, 16]。TGF-β受容体の補助受容体として機能し，血管新生および細胞増殖に関与する。

ネガティブマーカー（MSCに発現しないマーカー）

CD34

　主に造血幹細胞や内皮前駆細胞に発現する表面糖タンパク質。

CD45

　すべての造血系細胞に発現し，細胞内シグナル伝達に関与するタンパク質チロシンホスファターゼ。

CD14

　単球やマクロファージに発現し，リポ多糖（LPS）受容。

CD19

　B細胞特異的マーカー。

HLA-DR(ヒト白血球抗原-DR)

　抗原提示細胞に発現。

5．その他のマーカー

　ヒト多能性幹細胞の未分化マーカーであるSSEA-3，SSEA-4，NANOG，OCT4がMSCにも発現していることも報告されています。ただ，ヒト多能性幹細胞と比べると発現量は低いようです[17]。血小板由来増殖因子受容体（PDGFR）阻害剤の処理によってNANOG，OCTの発現が上昇することが報告されています[18]。筆者も，過去に無血清培地で継代を続けると発現している細胞が増えてきたことを経験しています[19]。MSCにおけるこれらのマーカーの発現の意味も少しずつ確認されてきているようです[18, 20, 21]。

6．未分化マーカーの測定方法

　未分化マーカーの発現は，主に以下の方法で評価されます。

フローサイトメトリー

　MSCの細胞表面に存在する特定のマーカーを検出するための一般的な手法です。蛍光標識された抗体を用いて，特定のマーカーの発現量を定量的に測定します。

免疫染色

　NANOG，OCT4などの細胞内のマーカーをみる場合には，固定し，これらに対する抗体を用いて免疫染色を行います。細胞数が少ない場合にも，免疫染色により細胞表面マーカーの発現を解析する場合もあります。

RT-PCR

　発現しているかどうかをまず確かめるには，遺伝子で発現を確認することが，感度が高く，簡便で迅速で確実です。発現しているかどうかが不明の場合には，まずRT-PCRで確認してから，フローサイトメーターか免疫染色を行います。

7．分化能

　そもそも分化とは，何でしょう？　特定の性格をもっていないのが幹細胞であり，特定の機能をもつ細胞に変化するプロセスを分化といいます。MSCは，骨，軟骨，脂肪，筋肉，神経，内皮細胞などへの分化が可能といわれています。骨，軟骨，脂肪への分化誘導キットは，多くの製品が市販されています。

①骨への分化

MSCの培養にデキサメタゾン，アスコルビン酸，β-グリセロリン酸などを含む培地を用いると，骨芽細胞に分化し，骨組織を形成することができます。Alizarin Red Sで染色すると，骨形成を確認することができます。

②軟骨への分化

MSCをTGF-β（トランスフォーミング成長因子β）などの成長因子を含む培地で培養するとMSCは軟骨細胞に分化し，軟骨組織を形成します。凝集体を作製させて培養し，固定してアルシアンブルーで染色すると，軟骨ができていることがわかります。

③脂肪への分化

MSCをインスリン，デキサメタゾン，イソブチルメチルキサンチンなどを含む培地で培養すると，脂肪細胞に分化し，脂肪組織を形成します。Oil Red Oで脂肪を染色して，分化を確認します。

〔市販品の例〕
骨分化誘導培地
　　製品名：StemPro™ Osteogenesis Differentiation Kit
　　メーカー：Thermo Fisher Scientific
軟骨分化誘導培地
　　製品名：StemPro™ Chondrogenesis Differentiation Kit
　　メーカー：Thermo Fisher Scientific
脂肪分化誘導培地
　　製品名：StemPro™ Adipogenesis Differentiation Kit
　　メーカー：Thermo Fisher Scientific
神経分化誘導培地
　　製品名：Mesenchymal Stem Cell Neurogenic Differentiation Medium
　　メーカー：PromoCell

8．エクソソーム

近年，細胞外小胞の一種であるMSCのエクソソームが注目されています。エ

クソームは細胞が放出する小さな小胞であり，細胞間で情報を伝達する重要な役割を果たしていると考えられています。生理活性物質のキャリアとして，エクソソームはRNA，タンパク質，リポイドなどの生理活性物質を含むことがあり，これらを他の細胞に輸送する役割を果たしています。リポソームと同様に細胞膜を通過して薬物を輸送することから，リポソームに代わる薬物輸送キャリアとして，注目されています[22, 23]。

9．培養法

　従来は血清添加の条件が一般的に用いられていました。基本培地は，Minimum Essential Medium-α（MEM-α）やDulbecco's Modified Eagle Medium（DMEM）が使用されます。

　筆者は，2011年にMSCの無血清培地を論文発表しました[24]。ゼラチンあるいはフィブロネクチンをコーティング剤として使用し，ヒト組換えインスリン，ヒトトランスフェリン，オレイン酸と結合した低濃度の脂肪酸を含まないウシアルブミン，fibroblast growth factor（FGF-2），TGF-βをマウスES細胞用に開発したESF培地[25]に添加し，ESF10培地を名付けました。ヒトES細胞の培養には，アスコルビン酸の添加が有用でしたが[26]，MSCでは骨芽細胞マーカーの発現を増加することが判明したため，アスコルビン酸は添加しないことにしました。その当時は，無血清培地はほとんどありませんでしたが，最近では無血清培地の選択肢が増えています。Serum-free Databaseを検索してみると，92 item検出され，そこからさらにメーカー品で抽出すると，29 itemが出てきました。
https://fcs-free.sites.uu.nl/database/?ufm_page=3

　無血清培地においては，増殖因子や接着因子などのサプリメントが必要です。増殖因子としては，FGF-2やPDGFが主に使われています。また，接着因子としては，主にフィブロネクチン，ビトロネクチンやⅠ型コラーゲンが用いられています。

〔市販培地の例〕
製品名：Mesenchymal Stem Cell Growth Medium BulletKit™
メーカー：Lonza
製品名：StemPro™ MSC SFM XenoFree
メーカー：Thermo Fisher Scientific

製品名：Mesenchymal Stem Cell Growth Medium 2

メーカー：PromoCell

製品名：MesenCult™-ACF Medium

メーカー：Stemcell Technologies

製品名：MSC-Brew GMP Medium

メーカー：Miltenyi Biotec

　各メーカーは，詳細な使用方法や成分情報を提供しており，目的に応じた最適な培地を選ぶことが可能です。

10. MSCは老化する

　MSCは一般的な組織由来の正常細胞と同様に，細胞増殖に伴い老化の影響を受け，継代を繰り返すとともに，分裂能力や分化能力が低下します。また，長期培養中にゲノム不安定性が増加することも報告されています[27~30]。がん化についての可能性は議論が分かれています。

　MSCの老化は，テロメア長の測定やβ-ガラクトシダーゼ活性の測定などで評価されます。テロメアは細胞の染色体の末端にある構造で，細胞分裂のたびに短くなります。テロメアが短くなると，細胞の分裂能力が低下し，老化が進行します。β-ガラクトシダーゼは老化細胞で高い活性を示す酵素であり，その活性を測定することで老化の程度を評価します。

　MSCの応用が広がりつつあり，新しくわかってきていることも多くでてきています。筆者も勉強になりました。これらの情報が皆様にもお役に立てれば幸いです。

■参考文献

1) Le Blanc, K.; Ringdén, O. Immunobiology of Human Mesenchymal Stem Cells and Future Use in Hematopoietic Stem Cell Transplantation. *Biol. Blood Marrow Transplant. J. Am. Soc. Blood Marrow Transplant.* 2005, 11 (5), 321-334. https://doi.org/10.1016/j.bbmt.2005.01.005

2) Kadri, N.; Amu, S.; Iacobaeus, E.; Boberg, E.; Le Blanc, K. Current Perspectives on Mesenchymal Stromal Cell Therapy for Graft versus Host Disease. *Cell. Mol. Immunol.* 2023, 20 (6), 613-625. https://doi.org/10.1038/s41423-023-01022-z

3) Pittenger, M. F.; Discher, D. E.; Péault, B. M.; Phinney, D. G.; Hare, J. M.; Caplan, A. I. Mesenchymal Stem Cell Perspective: Cell Biology to Clinical Progress. *NPJ Regen. Med.* 2019, 4, 22. https://doi.org/10.1038/s41536-019-0083-6

4) Friedenstein, A. J.; Piatetzky-Shapiro, I. I.; Petrakova, K. V. Osteogenesis in Transplants of Bone Marrow Cells. *J. Embryol. Exp. Morphol.* 1966, 16 (3), 381-390.

5) Friedenstein, A. J.; Petrakova, K. V.; Kurolesova, A. I.; Frolova, G. P. Heterotopic of Bone Marrow. Analysis of Precursor Cells for Osteogenic and Hematopoietic Tissues. *Transplantation* 1968, 6(2), 230-247.

6) Friedenstein, A. J.; Chailakhjan, R. K.; Lalykina, K. S. The Development of Fibroblast Colonies in Monolayer Cultures of Guinea-Pig Bone Marrow and Spleen Cells. *Cell Tissue Kinet.* 1970, 3(4), 393-403. https://doi.org/10.1111/j.1365-2184.1970.tb00347.x

7) Owen, M.; Friedenstein, A. J. Stromal Stem Cells: Marrow-Derived Osteogenic Precursors. *Ciba Found. Symp.* 1988, 136, 42-60. https://doi.org/10.1002/9780470513637.ch4

8) Goshima, J.; Goldberg, V. M.; Caplan, A. I. The Osteogenic Potential of Culture-Expanded Rat Marrow Mesenchymal Cells Assayed in Vivo in Calcium Phosphate Ceramic Blocks. *Clin. Orthop.* 1991, No. 262, 298-311.

9) Caplan, A. I. Mesenchymal Stem Cells. *J. Orthop. Res. Off. Publ. Orthop. Res. Soc.* 1991, 9(5), 641-650. https://doi.org/10.1002/jor.1100090504

10) Haynesworth, S. E.; Goshima, J.; Goldberg, V. M.; Caplan, A. I. Characterization of Cells with Osteogenic Potential from Human Marrow. *Bone* 1992, 13(1), 81-88. https://doi.org/10.1016/8756-3282(92)90364-3

11) Lazarus, H. M.; Haynesworth, S. E.; Gerson, S. L.; Rosenthal, N. S.; Caplan, A. I. Ex Vivo Expansion and Subsequent Infusion of Human Bone Marrow-Derived Stromal Progenitor Cells(Mesenchymal Progenitor Cells): Implications for Therapeutic Use. *Bone Marrow Transplant.* 1995, 16(4), 557-564.

12) Pittenger, M. F.; Mackay, A. M.; Beck, S. C.; Jaiswal, R. K.; Douglas, R.; Mosca, J. D.; Moorman, M. A.; Simonetti, D. W.; Craig, S.; Marshak, D. R. Multilineage Potential of Adult Human Mesenchymal Stem Cells. *Science* 1999, 284(5411), 143-147. https://doi.org/10.1126/science.284.5411.143

13) Shipley, G. D.; Pittelkow, M. R. Control of Growth and Differentiation in Vitro of Human Keratinocytes Cultured in Serum-Free Medium. *Arch. Dermatol.* 1987, 123(11), 1541a-1544a.

14) Dominici, M.; Le Blanc, K.; Mueller, I.; Slaper-Cortenbach, I.; Marini, F.; Krause, D.; Deans, R.; Keating, A.; Prockop, D.; Horwitz, E. Minimal Criteria for Defining Multipotent Mesenchymal Stromal Cells. The International Society for Cellular Therapy Position Statement. *Cytotherapy* 2006, 8(4), 315-317. https://doi.org/10.1080/14653240600855905

15) Barry, F.; Boynton, R. E.; Liu, B.; Murphy, J. M. Chondrogenic Differentiation of Mesenchymal Stem Cells from Bone Marrow: Differentiation-Dependent Gene Expression of Matrix Components. *Exp. Cell Res.* 2001, 268(2), 189-200. https://doi.org/10.1006/excr.2001.5278

16) Barry, F. P.; Murphy, J. M. Mesenchymal Stem Cells: Clinical Applications and Biological Characterization. *Int. J. Biochem. Cell Biol.* 2004, 36(4), 568-584. https://doi.org/10.1016/j.biocel.2003.11.001

17) Musiał-Wysocka, A.; Kot, M.; Sułkowski, M.; Badyra, B.; Majka, M. Molecular and Functional Verification of Wharton's Jelly Mesenchymal Stem Cells (WJ-MSCs) Pluripotency. *Int. J. Mol. Sci.* 2019, 20(8), 1807. https://doi.org/10.3390/ijms20081807

18) Ball, S. G.; Shuttleworth, A.; Kielty, C. M. Inhibition of Platelet‐Derived Growth Factor Receptor Signaling Regulates Oct4 and Nanog Expression, Cell Shape, and Mesenchymal Stem Cell Potency. *Stem Cells* 2012, 30(3), 548-560. https://doi.org/10.1002/stem.1015.

19) Mimura, S.; Kimura, N.; Hirata, M.; Tateyama, D.; Hayashida, M.; Umezawa, A.; Kohara, A.; Nikawa, H.; Okamoto, T.; Furue, M. K. Growth Factor-Defined Culture Medium for Human Mesenchymal Stem Cells. *Int. J. Dev. Biol.* 2011, 55(2), 181-187. https://doi.org/10.1387/ijdb.103232sm

20) Pitrone, M.; Pizzolanti, G.; Coppola, A.; Tomasello, L.; Martorana, S.; Pantuso, G.; Giordano, C.

Knockdown of NANOG Reduces Cell Proliferation and Induces G0/G1 Cell Cycle Arrest in Human Adipose Stem Cells. *Int. J. Mol. Sci.* 2019, 20 (10), 2580. https://doi.org/10.3390/ijms20102580

21) Malvicini, R.; Santa-Cruz, D.; Pacienza, N.; Yannarelli, G. OCT4 Silencing Triggers Its Epigenetic Repression and Impairs the Osteogenic and Adipogenic Differentiation of Mesenchymal Stromal Cells. *Int. J. Mol. Sci.* 2019, 20 (13), 3268. https://doi.org/10.3390/ijms20133268

22) Phinney, D. G.; Pittenger, M. F. Concise Review: MSC-Derived Exosomes for Cell-Free Therapy. *Stem Cells Dayt. Ohio* 2017, 35 (4), 851-858. https://doi.org/10.1002/stem.2575

23) Lai, R. C.; Yeo, R. W. Y.; Tan, K. H.; Lim, S. K. Exosomes for Drug Delivery - a Novel Application for the Mesenchymal Stem Cell. *Biotechnol. Adv.* 2013, 31 (5), 543-551. https://doi.org/10.1016/j.biotechadv.2012.08.008

24) Mimura, S.; Kimura, N.; Hirata, M.; Tateyama, D.; Hayashida, M.; Umezawa, A.; Kohara, A.; Nikawa, H.; Okamoto, T.; Furue, M. K. Growth Factor-Defined Culture Medium for Human Mesenchymal Stem Cells. *Int. J. Dev. Biol.* 2011, 55 (2), 181-187. https://doi.org/10.1387/ijdb.103232sm

25) Furue, M.; Okamoto, T.; Hayashi, Y.; Okochi, H.; Fujimoto, M.; Myoishi, Y.; Abe, T.; Ohnuma, K.; Sato, G. H.; Asashima, M.; Sato, J. D. Leukemia Inhibitory Factor as an Anti-Apoptotic Mitogen for Pluripotent Mouse Embryonic Stem Cells in a Serum-Free Medium without Feeder Cells. *In Vitro Cell. Dev. Biol. Anim.* 2005, 41 (1-2), 19-28. https://doi.org/10.1290/0502010.1

26) Furue, M. K.; Na, J.; Jackson, J. P.; Okamoto, T.; Jones, M.; Baker, D.; Hata, R.-I.; Moore, H. D.; Sato, J. D.; Andrews, P. W. Heparin Promotes the Growth of Human Embryonic Stem Cells in a Defined Serum-Free Medium. *Proc. Natl. Acad. Sci. U.S.A.* 2008, 105 (36), 13409-13414. https://doi.org/10.1073/pnas.0806136105

27) Wang, Y.; Huso, D. L.; Harrington, J.; Kellner, J.; Jeong, D. K.; Turney, J.; McNiece, I. K. Outgrowth of a Transformed Cell Population Derived from Normal Human BM Mesenchymal Stem Cell Culture. *Cytotherapy* 2005, 7 (6), 509-519. https://doi.org/10.1080/14653240500363216

28) Wagner, W.; Horn, P.; Castoldi, M.; Diehlmann, A.; Bork, S.; Saffrich, R.; Benes, V.; Blake, J.; Pfister, S.; Eckstein, V.; Ho, A. D. Replicative Senescence of Mesenchymal Stem Cells: A Continuous and Organized Process. *PloS One* 2008, 3 (5), e2213. https://doi.org/10.1371/journal.pone.0002213

29) Røsland, G. V.; Svendsen, A.; Torsvik, A.; Sobala, E.; McCormack, E.; Immervoll, H.; Mysliwietz, J.; Tonn, J.-C.; Goldbrunner, R.; Lønning, P. E.; Bjerkvig, R.; Schichor, C. Long-Term Cultures of Bone Marrow-Derived Human Mesenchymal Stem Cells Frequently Undergo Spontaneous Malignant Transformation. *Cancer Res.* 2009, 69 (13), 5331-5339. https://doi.org/10.1158/0008-5472.CAN-08-4630

30) Tarte, K.; Gaillard, J.; Lataillade, J.-J.; Fouillard, L.; Becker, M.; Mossafa, H.; Tchirkov, A.; Rouard, H.; Henry, C.; Splingard, M.; Dulong, J.; Monnier, D.; Gourmelon, P.; Gorin, N.-C.; Sensebé, L.; Société Française de Greffe de Moelle et Thérapie Cellulaire. Clinical-Grade Production of Human Mesenchymal Stromal Cells: Occurrence of Aneuploidy without Transformation. *Blood* 2010, 115 (8), 1549-1553. https://doi.org/10.1182/blood-2009-05-219907

21 ヒト多能性幹細胞の基本

　ヒト多能性幹細胞は，今や創薬研究においてはなくてはならないツールになっています。健常人だけでなく，疾患患者さん由来の多能性幹細胞由来のさまざまな分化細胞も市販されるようになりました。未分化な状態で使用せずとも，分化誘導された細胞を使う機会も増えているのではないかと思います。一方で，基本をご存知ない方も増えてきました。従来の樹立された培養細胞株とは異なる点も多いため，改めて基本をご理解いただいたうえで，利用することをお勧めいたします。本項では，まずは細胞の基本情報をご説明したいと思います。

1．ヒト多能性幹細胞とは

　ヒト胚性幹細胞（human embryonic stem cells；ヒトES細胞）とヒト人工多能性幹細胞（human induced pluripotent stem cells；ヒトiPS細胞）を指します。ほとんどすべての体細胞に分化することが可能で，無限に増殖することができる細胞です。このヒトES細胞とヒトiPS細胞を合わせて，ヒト多能性幹細胞（human pluripotent stem cells；hPS細胞）と呼びます。

　ヒトES細胞は，ヒトの胚から内部細胞塊を取り出したもののため，各国でその使用についてさまざまなルールがあります。日本では，未分化な状態と分化した状態でそれぞれ取り扱い方が違います。各国のヒト胚の取り扱いに関する情報などは，次に説明する『ライフサイエンスの広場』に情報が掲載されています。

2．ヒトES細胞についての指針

①ヒトES細胞の使用に関する指針

　国内でヒトES細胞を用いる研究を実施しようとする場合のルール「ヒトES細胞の使用に関する指針」は，文部科学省の『ライフサイエンスの広場』のサイトに詳しく記載されています。

https://www.lifescience.mext.go.jp/bioethics/hito_es.html

　研究目的により指針が異なります。未分化なヒトES細胞を使用する場合には，機関内の倫理委員会の審査を受け，使用計画の実施を文部科学大臣に提出します。

使用計画を変更する場合にも，手続きが必要となります。

　指針は，技術や社会の動向などを鑑み，随時改正されています。ヒトES細胞を使用して研究をする場合には，国内での指針を理解しなくてはなりません。まず，最初にこのサイトをすべて読むことをお勧めいたします。以後も，定期的にこのサイトを確認したほうが良いでしょう。ヒトES細胞を使用する機関は，毎年教育を実施することが定められています。指針が改定された際には，その説明会などが開催されるのが一般的かと思います。

②ヒトES細胞を培養するための設備

　以前は，ヒトES細胞の培養の専用の部屋が必要でしたが，現在の指針では施錠管理による部外者の施設や実験室などへの立入制限または細胞凍結保存容器の施錠管理などの措置がとられていれば，専用の部屋にする必要はありません。

　アメリカでは，今も変わらないと思いますが，政府予算による培養室と，民間予算による培養室とに分けられています。政府予算を使用して研究している研究者は，民間予算の培養室に入室できないという制限もあるとのことでした。ですが，それらの規定も州によって異なるようです。また，政権が交代するとその規定も変更となるようです。

③部外者がヒトES細胞を培養する部屋に入るとき

　ヒトES細胞を使用しない部外者が施設に入る場合はどうするのか，という問題が出てきます。以前は，使用を許可されたものが同席し，ヒトES細胞を培養していることを説明し対応していました。いずれにしても，研究機関内でそれぞれに規定を設定しているので，その規定に沿って対応することとなると思います。

　英国では，テレビで近所の大学のこの研究室でES細胞の研究をしていることを知ったという住民が子供を連れて見学に来ていたりもしていました。サイエンスを理解してもらうためには必要な活動だと思いました。日本においても，もう少し広くヒトES細胞についての情報拡散と研究への理解が広まると良いと思います。

3．ヒトES細胞由来分化細胞の使用方法

　ヒトES細胞から分化させた細胞を使用する場合においては，倫理委員会での審査や国への報告は不要です。ですが，下記のように確認が必要です。

①分化細胞を譲渡するとき

未分化なヒトES細胞から分化させた細胞を他機関に譲渡する場合には，ヒトES細胞が混入していないことを確認のうえ，分化細胞がヒトES細胞に由来するものであることを譲渡先に通知するよう記載されています。

②分化細胞を受け取るとき

受け取る場合にも，ヒトES細胞が混入していないことを確認のうえ受け取る必要があります。

通常，未分化なヒトES細胞の使用とともに，分化細胞の取り扱いについても，各研究機関で規定を設けています。分化細胞を取り扱う場合には，基本的な未分化なマーカーが検出限界以下であることを確認していることを述べる形にしている施設が多いようです。販売されているものを購入時には代理店から，「この細胞が未分化なヒトES細胞は含まれていないが，ヒトES細胞由来であることを理解して使用すること」というような内容の説明書にサインをして使用する場合が多いようです。

4．多能性マーカーはない

未分化な，いわゆるヒト多能性幹細胞のマーカーといわれるものは，近年，多く見つかってきています。しかし，勘違いしてはいけないのは，あくまで未分化な多能性幹細胞のマーカーであって，多能性を意味するマーカーではありません。論文に，"pluripotency markers"と書かれている場合も多いですが，現段階においては，そのようなマーカーは見つかっていません。これはグローバルな問題となっています[1,2]。

5．未分化マーカー

上記でご説明したように，"pluripotency markers"と書かれているものは，未分化マーカー，markers of undifferentiated hPS cellsというのが正しい表現となります。

未分化マーカーとしては，細胞表面に発現している抗原と，遺伝子解析により確認する遺伝子群とあります。

25カ国以上が参加して，ヒト多能性幹細胞の標準化を推進している国際幹細胞イニシアティブが，2007年に59株のヒトES細胞における未分化状態で発現

するマーカーについて調べています[3]。この論文での結果を元に，細胞表面に発現している抗原と抗体名は，ISSCRのStandard for Human Stem Cell Use in Research[2]に表としてまとめてありますが，下記にリストしました。下記抗体は，主にフローサイトメーターで解析されることが多いです。

《細胞表面マーカーとその抗体リスト》

・SSEA3に対する抗体：MC631
・SSEA4に対する抗体：MC813-70
・TRA-1-60に対する抗体：TRA-1-60
・TRA-1-81に対する抗体：TRA-1-81
・GCTM2に対する抗体：GCTM2
・L-ALPに対する抗体：TRA-2-54
・L-ALPに対する抗体：TRA-2-49
・CD90(Thy-1)に対する抗体：F15-14-1
・CD9に対する抗体：TG30

　未分化状態で発現する遺伝子については，国際幹細胞イニシアティブで調べた結果，下記の遺伝子が共通して高く発現していることを報告しています[3]。

NANOG
POU5F1
TDGF
GABRB3
GDF3
DNMT3B

　ですが，2018年に国際幹細胞イニシアティブでは[4]，4カ国の4つの研究室が，それぞれ独立した3つの異なる多能性幹細胞株とコントロール細胞として，ウィスコンシン大学で樹立されたヒトES細胞のH9（WA09）を対象とし，PluriTestを用いて未分化細胞のトランスクリプトーム解析を行っています。

　PluriTestは，2011年にJeanne F Loring博士らのグループ[5]が発表した評価方法です。複数の研究室から集めたヒトES細胞223株およびiPS細胞41株，発生・成熟ヒト組織から得られた約450のゲノムワイド転写プロファイルが含まれているデータベースを作り，多能性スコアをバイオインフォマティクスの手法を使って解析するものです。

https://www.thermofisher.com/order/catalog/product/A38154

また，2011年にAlex Meissner 博士のグループ[6]が開発したScorecardは，Applied Biosystems TaqMan hPSC Scorecard Panelとして製品化されています。

https://www.thermofisher.com/jp/ja/home/life-science/stem-cell-research/taqman-hpsc-scorecard-panel.html

　ヒト多能性幹細胞を未分化維持用培地で培養していても，分化細胞が出現することはよくあります。そのため，未分化な細胞に発現する遺伝子群とともに，分化細胞でも発現する遺伝子群を同時に調べることにより，その細胞の未分化な状態を把握できます。一方で，多能性幹細胞は，三胚葉に分化する能力があることを確認する必要があるため，その両方を評価できます。

　2023年にISSCRから発表されたStandards for Human Stem Cell in Use in Research[2]には，未分化マーカーと三胚葉の各マーカーのリストが表になっています。詳細はそちらをご覧いただければと思います。

Appendix 4 Markers for the Identification of Undifferentiated hPSCs and Monitoring Multi-Lineage Differentiation

https://www.isscr.org/standards-document/appendix-4

6．多分化能の評価方法

　その多能性幹細胞に多能性があるかどうかは，分化実験を行って確認するしかありません。未分化マーカーを発現していても，分化能がない，あるいは限定されているような細胞も多くあります。

　ヒト多能性幹細胞の場合には，生殖細胞に導入して多分化能を確認するわけにはいきませんので，実験動物に細胞を移植してできた奇形腫の組織を検査して，ヒト多能性幹細胞の多能性を確認する方法が最も広く受け入れられています。ですが，時間がかかり，その手技も複雑で高価なアッセイであり，病理医など専門家による組織学的検査が必要となります。そのため，*In vitro*で分化誘導させて確認する手法が提案されています。

　最も一般的な方法としては，ヒト多能性幹細胞を浮遊させて培養し，embryoid body（EB）と呼ばれる凝集体として育て，発現する遺伝子プロフィールを解析することです。また，近年は特定の細胞に分化するための単層培養条件が開発されていますので，それらの手法を使って特定の外胚葉，中胚葉，内胚葉に分化誘導することも可能です。これらの分化した細胞の遺伝子プロフィールを

上記でご説明したScorecardなどを用いて，解析して，未分化性や多能性を評価します。これら一連の培地などがキットになっているものも販売されています。

　国際幹細胞イニシアティブでは，実験動物を使って形成させた奇形腫とEBに発現する遺伝子プロフィールをScorecardを使い，解析した結果を報告し，胚葉体を形成させて評価する手法により，分化能を評価することが可能であると報告しています[4]。

7．ラボ内で品質検査が必要

　新しく自分で樹立するわけではないから，ヒト多能性幹細胞の評価方法は自分には関係ないと思っていらっしゃるかもしれません。ですが，この細胞は，培養しているうちに変化することが多い細胞であり，継続して培養している場合に分化能を失ってしまうこともあります。そのため，長期間継代している場合には，定期的にラボ内で未分化状態や分化能の確認をする必要があるのです。分化誘導実験を行っていて，最近，分化効率が低くなってきた，という場合には，もしかしたら，多能性幹細胞の形質が変化しているのかもしれません。

　本項では，ヒト多能性幹細胞の基本について概要をまとめました。この細胞の利用者が増えて，広く研究が進むことは喜ばしいことです。ですが，従来の細胞とは異なる点も多く，新しく培養を開始される方には，まず基本からご理解いただけると，その後の研究も発展しやすいのではないかと思います。

　参考になれば幸いです。

■参考文献

1) Andrews, P. W. Human Pluripotent Stem Cells: Tools for Regenerative Medicine. *Biomater. Transl.*, 2021, 2(4), 294-300. https://doi.org/10.12336/biomatertransl.2021.04.004
2) Standards for Human Stem Cell Use in Research. International Society for Stem Cell Research. https://www.isscr.org/standards-document
3) The International Stem Cell Initiative. Characterization of Human Embryonic Stem Cell Lines by the International Stem Cell Initiative. *Nat. Biotechnol.*, 2007, 25(7), 803-816. https://doi.org/10.1038/nbt1318
4) The International Stem Cell Initiative. Assessment of Established Techniques to Determine Developmental and Malignant Potential of Human Pluripotent Stem Cells. *Nat. Commun.*, 2018, 9(1), 1925.
https://doi.org/10.1038/s41467-018-04011-3
5) Müller, F.-J.; Schuldt, B. M.; Williams, R.; Mason, D.; Altun, G.; Papapetrou, E.; Danner, S.; Goldman, J. E.; Herbst, A.; Schmidt, N. O.; Aldenhoff, J. B.; Laurent, L. C.; Loring, J. F. A Bioinformatic Assay for Pluripotency in Human Cells. *Nat. Methods*, 2011, 8

(4), 315–317.
https://doi.org/10.1038/nmeth.1580

6) Bock, C. ; Kiskinis, E. ; Verstappen, G. ; Gu, H. ; Boulting, G. ; Smith, Z. D. ; Ziller, M. ; Croft, G.F. ; Amoroso, M. W. ; Oakley, D.H. ; Gnirke, A. ; Eggan, K. ; Meissner, A. Reference Maps of Human ES and iPS Cell Variation Enable High-Throughput Characterization of Pluripotent Cell Lines. *Cell*, 2011, 144(3), 439–452.
https://doi.org/10.1016/j.cell.2010.12.032

22

ヒト多能性幹細胞の培養法

ヒト多能性幹細胞（human pluripotent stem cells；hPS細胞）の培養方法は，近年の開発により多くの選択肢が出てきました。さまざまな培地が販売されていますが，基本的には，フィーダー細胞を用いた方法とフィーダー細胞を用いない方法に大きく分かれます。それぞれにメリット，デメリットがあります。改めて基本をご理解いただいた上で，利用することをお薦めいたします。そこで本項では，hPS細胞の培養方法について概説します。

1．hPS細胞の培養方法の概要

hPS細胞の培養法としては，まず大きく2つの手法があります。

➤フィーダー細胞を用いる方法
➤フィーダーフリー培養方法

フィーダー細胞を用いる方法は，フィーダーを準備する必要がありますが，フィーダーフリーの場合であっても，培養容器を事前にコーティングする必要があります。また，フィーダーフリーの培地やコーティングするマトリックスは高価な場合が多いので，コストがかかります。さらに，hPS細胞はその形質がさまざまであり，株と各種のフィーダーフリーの培養条件のマッチングが必要なこともあります。フィーダー細胞を用いる方法は，安価で，大抵の細胞株を安定して未分化な状態を維持することができます。また，細胞分散方法を工夫すると，未分化な細胞だけを回収することもそれほど難しくありません。

継代時の細胞の分散方法も下記のように大きく2つの手法があります。

➤クランプで細胞を分散する継代方法
➤シングルセルに分散する継代方法

さらに，クランプに細胞を分散する方法としても，2つの手法があります。

➤酵素で分散する方法
➤メカニカルに分散する方法

これ以外にも，動物由来成分を使う場合と使わない場合がありますが，動物由来成分の代替成分という場合が多いので，それほど手法に違いはありません。

一方，再生医療などに用いるための大量培養法を目的とする浮遊培養系の開発

も進んでいます。

2．hPS細胞の歴史

　1998年にウィスコンシン大学のThomson博士ら[1]によってヒト胚性幹細胞(human embryonic stem cells；ヒトES細胞)が樹立された論文では，マウス由来フィーダー細胞と血清が使用されていました。

　Thomson博士らが使用していた培養方法は，下記となります。

・フィーダー細胞：ガンマ線(35グレイ)を照射したマウス胚線維芽細胞

・培養条件：

　80%ダルベッコ改変イーグル培地(ピルビン酸なし，高グルコース製)

　20%ウシ胎児血清

　1mM グルタミン

　0.1mM β-メルカプトエタノール

　1%非必須アミノ酸ストック

・初代培養時の継代：

　ディスパーゼ(10mg/mL)で処理して分散する。あるいは，マイクロピペットで機械的に塊に解離させる。

　塊はフィーダー細胞を播種した容器に播種。

・樹立後の継代：

　Ⅳ型コラゲナーゼ(1mg/mL)を処理して分散する。あるいは，マイクロピペットで個々のコロニーを選択し塊に分散する。

　いずれも，約50から100個の細胞の塊にすることにより継代。

　動物由来成分のウシ血清を使うことの問題や，ウシ血清添加の条件では分化傾向があるため，その後，当初マウスES細胞用に開発されたKSR (Knock-Out Serum Replacement) を添加したKO-DMEM (Invitrogen社) がhES細胞の維持誘導にも広く使用されるようになりました。

　ウィスコンシン大学のThomson博士のヒトES細胞研究に資金提供していたジェロン社に在籍していたMelissa K. Carpenter博士ら[2]は2001年にMEFをフィーダー細胞として使う代わりに，Matrigel® (Corning マトリゲル基底膜マトリックス) を使ってヒトES細胞を未分化維持できることを明らかにしました。続いて，FGFシグナル伝達やアクチビンシグナルがヒトES細胞の維持に中心的な役割を

果たしていることがわかってきました[3~6]。そこで、マウスフィーダー細胞とKSRとFGF-2添加の条件が広く使用されるようになりました。

　しかし、KSRは無血清とはいえ、さまざまな動物性産物が含まれているためロット差があり、成分が非公開となっています。Matrigel®も動物由来のさまざまな細胞外マトリックス(ECM)成分や増殖因子の混合物です。また、このような培養条件で培養した細胞にヒト以外の動物由来成分シアル酸・N-グリコリルノイラミン酸(Neu5Gc)が細胞表面に確認され[7]、問題となりました。そのため、より明確な培地で、フィーダーなしで培養する方法の開発が求められました。

　2006年にThomson博士のラボで、Tenneille E. Ludwig博士(現:WiCell幹細胞バンク・シニア・サイエンティスト兼ディレクター)ら[8]が、フィーダーフリーの無血清培養条件mTeSR培地を発表しました。この培地は、現在でも広く使用されています。mTeSR培地はDMEM/F12をベースに、ヒト血清アルブミン、ビタミン、抗酸化剤、微量ミネラル、脂質、増殖因子を添加したものです。また、pH7.2、浸透圧350mOsm/L 10%CO_2/5%O_2が最適であることが示唆されました。さらに、ヒトES細胞が発現する遺伝子群について発表された論文[9]の増殖因子のレセプターの発現データを元に増殖因子をスクリーニングしました。その結果、bFGF、LiCl、g-アミノ酪酸(GABA)、ピペコール酸、TGF-βが有効であることがわかり、培地に添加しました。また、今後の研究の発展のためにと、この培地はすべての成分が公開されています。

　その後、Thomson博士のラボからは、2011年に、コーティングにvitronectinを使用し、2-メルカプトエタノールとヒトアルブミンを使用しないE8培地(TeSR-E8培地)が発表されました。

　一方、ヒトES細胞の未分化性維持がアクチビンとFGFに依存していることを発表していたケンブリッジ大学のRoger A. Pedersen博士のラボのLudovic Vallier博士ら[10]は、ヒトES用の培地を用いて着床後のマウスのエピブラスト層から多能性幹細胞を誘導できることを発表しました。この結果から、ケンブリッジ大学のAustin Smith博士とJennifer Nichols博士が[11]、ナイーブ型とプライム型という2つの異なる発生段階の未分化な幹細胞が存在するという仮説を提唱しました。そして、2010年にマサチューセッツ工科大学のRudolf Jaenisch博士とJacob Hanna博士ら[12]がヒトのナイーブ型の多能性幹細胞を発表しました。しかし、かなり複雑な条件であり、その維持は不安定でした。その後もヒトにおいてナイーブ型の多能性幹細胞の培養条件がさまざま発表されており、フィーダー

フリー・無血清の安定した培養条件の開発は続いています。

3．フィーダーフリー培養方法

　2006年にMatrigel®をコーティングに用いたmTeSR培地，2011年にvitronectinをコーティングに用いたE8培地が発表されましたが，それ以外にもさまざまな培養条件が開発されています。筆者も，2008年にI型コラーゲンをコーティングに用い，ヘパリンによるFGF-2の活性を増強させた無血清培養条件を発表しました[13]。フィーダーフリーの無血清培地の特徴として，容器をコーティングするマトリックスと培地とに相性があることです。それぞれの条件に対応した細胞外マトリックスが設定されています。また，細胞の分散方法も相性があり，それぞれ設定されています。現在，各種培地が市販されており，プロトコールは詳細に記載されています。

4．細胞分散方法

　前述したように，分散方法はクランプに分散する方法と，シングルセルに分散する方法があります。

　遺伝子導入あるいは編集するなどの場合には，処理後，シングルセルにしてクローニングする作業が必要となります。ですが，継代維持の場合には，米英ではクランプで培養する方法が一般的です。というのも，ヒトES細胞研究が盛んになった研究初期の頃，EDTAやトリプシンを使ってシングルセルにすると，高い増殖性を獲得した異常なクローンが増えやすくなり，形質が変わるという苦い経験をしているからです[14~22]。また，シングルセルにしてしまうと，分化した細胞もすべて回収されてしまうので，全体が均一に未分化な状態になっていることが前提となります。あるいは，未分化なコロニーだけを回収できるような分散テクニックを用います。実際，遺伝子編集後のクローニングで，異常ではない良いクローンを回収するのは苦労されている研究者が多いようです。

　クランプに分散する方法は，IV型コラゲナーゼやディスパーゼなどの酵素を用いて分散する方法と，マイクロピペットや先細のプラスチックパスツールを使って機械的にカットする方法があります。コロニーを機械的に均一にカットする専用ツールとして，EZPassage™（StemPro™ EZPassage™，Thermo Fisher Scientific Inc.）が販売されています。

　酵素で分散する場合には，ロットごとに活性が異なることが多く，処理時間が

変わるため，適切に分散するのが難しい場合もあります。大ロットを継続して使用し，処理時間がある程度一定にできる場合には未分化な細胞の塊だけが回収できます。一方で，機械的に分散する方法では，50から100個程度の大きさにコロニーをカットすることにより，未分化な状態のものだけが浮き上がってくるので，安定して培養できるメリットがあります。

5．市販の培地

　以前は情報が表に整理できるぐらいでしたが，今は多くの種類の培地が各社から販売されています。代表的なものを下記にご紹介します。

《STEMCELL Technologies社》
　ウィスコンシン大学のThomson博士のラボで開発されたmTeSR培地，TeSR-E8培地を基本としてさまざまなTeSRシリーズの培地が販売されています。英米では広く使用されています。STEMCELL Technologies社の製品は安定していることで定評があります。
　国内ではベリタス社から提供されています。

《Merck社》
PluriSTEM ヒトES/iPS細胞用培地

《Thermo Fisher Scientific Inc.》
Gibco™製品
　KnockOut培地から Essential 8培地，細胞療法研究用培地まで，さまざまな培地を提供しています。

《Biological Industries Israel Beit-Haemek Ltd.》
NutriStem® hESC XF培地
　異種の動物由来成分を含まず，すべてヒト由来のタンパク質で構成されている培地で，2016年にFDAのドラッグマスターファイルに登録されています。シングルセルクローニングが可能なことで定評があり，遺伝子編集の際によく使用されています。

《味の素ヘルシーサプライ株式会社》
StemFit hPSC培地

　味の素株式会社と京都大学iPS細胞研究所で共同開発した培地で，株式会社リプロセルとタカラバイオ株式会社から販売されています。iMatrixを使用し，シングルセルで播種後，接着も早く，高い未分化性を維持できます。近年は米国でも使用されるようになってきていると聞きます。

《富士フイルム和光純薬株式会社》
StemSure® hPSC培地

《タカラバイオ株式会社》
Cellartis® DEF-CS™ 500 Culture System

6．フィーダー細胞を用いたhPS細胞の培養プロトコール

　最近では，フィーダー細胞を用いた培養法を掲載するサイトも少ないと思いますので，英米で主に使用されているプロトコールの例をご紹介します。

【フィーダー細胞の準備】

- 培養容器に0.1%ゼラチンを加え，37℃・CO_2濃度10%のインキュベーターで30分間以上静置する。
- MEF用培地を必要量分取する（wash用，懸濁用，播種用）。
- 分注したwash用，懸濁用と播種用のMEF用培地を，37℃恒温槽で5〜10分間温める。
- MEF凍結バイアルをタンクから取り出し，あらかじめ用意した液体窒素を入れた容器のなかに浸しておく。
- 加温したwash用のMEF用培地を安全キャビネット内に入れる。
- ピンセットでMEF凍結バイアルを液体窒素から取り出し，アルコール噴霧清拭したのち安全キャビネット内へ入れ，蓋を緩めて，なかの窒素を放出させ，再度蓋をきっちり閉める。
- MEF凍結バイアルを37℃恒温槽につけ，半解凍させる。
- 恒温槽からバイアルを取り出し，水分を拭き取り，アルコール噴霧清拭し安全キャビネットに入れる。

22 ヒト多能性幹細胞の培養法

- wash用培地が入った遠心管に先太トランスファーピペットでMEF細胞浮遊液を回収する。
- MEF細胞浮遊液を先太トランスファーピペットで2回ほど穏やかにピペッティングする。
- 1000rpmで5分間遠心する。
- 遠心上清を吸引除去する。
- ペレットを3回ほどトントントンと軽くタッピングしてほぐす。
- 温めておいた懸濁用培地を10mLピペットを使って10mL取り，ペレットに加え，3回ほどピペッティングして細胞を浮遊させる。
- 必要量の細胞を懸濁用の浮遊液からMEF播種用の培地に加えて細胞播種液を調製する。
  - ＊MEFの播種密度は$1 \sim 3 \times 10^5$ cells/25cm^{2}フラスコ程度になるように播種する。たとえ同じメーカーであってもロット差があるため，事前に密度を変えて播種をし，チェックする必要がある。
- ゼラチンコート済みの容器からゼラチンを吸引除去する。
- 細胞浮遊液が均一になるようにピペッティングしてMEFを播種する。
- 顕微鏡で細胞の様子を確認する。
- CO_2インキュベーターに移し，細胞が均一に分布するように容器を斜め20度くらいに傾けて前後に揺すり，静置する。
- MEFはCO_2濃度10%のインキュベーターにて静置して，少なくとも24時間以上培養する。
- 顕微鏡で細胞の様子を確認，細胞の形態が伸展していたら，MEF用培地からhPS細胞用培地（FGF-2なし）に置換する。
- 培地置換後は，CO_2濃度5%のインキュベーターにて静置培養する。
- hPS細胞用培地（FGF-2なし）で置換済みのMEFの状態を顕微鏡下で確認する。

①hPS細胞の解凍

- hPS細胞用培地を必要量準備する（wash用培地，播種用培地）。
- 播種用のhPS細胞用培地に，必要量のFGF-2を加える。
- 分注したwash用と播種用のhPS細胞用培地を37℃恒温槽で5〜10分間温める。

(i)緩慢法で凍結されたバイアルを解凍する場合
- hPS細胞凍結バイアルを液体窒素から取り出し，アルコール噴霧清拭したのち安全キャビネット内へ入れ，蓋を緩めて，なかの窒素を放出させ，再度蓋をきっちり閉める。
- 凍結バイアルを37℃恒温槽につけ，半解凍させる。
- 恒温槽からバイアルを取り出し，水分を拭き取り，アルコール噴霧清拭し安全キャビネットに入れる。
- wash用培地が入った遠心管に先太トランスファーピペットで細胞浮遊液を回収する。
- 細胞浮遊液を先太トランスファーピペットで2回ほど穏やかにピペッティングする。
- 700rpm（90G）で3分間遠心する。

(ii)急速冷凍法で凍結されたバイアルを解凍する場合
- 凍結バイアルを液体窒素から取り出し，アルコール噴霧清拭したのち安全キャビネット内へ入れ，蓋を開ける。
- wash用のhPS細胞用培地を，先太トランスファーピペットで600μLほど吸い上げ，バイアルのなかに入れて，凍結細胞ペレットに吹き付けるようにし4回ほど軽くピペッティングをしてすばやく融解させ，氷の塊が浮き上がってきたらピペッティングをやめる。
- 上記をwash用の遠沈管にすばやく入れる。
- 700rpm（90G）で3分間遠心する。

②hPS細胞の播種
- 遠心上清を吸引除去する。
- ペレットをトントントンと3回ほど軽くタッピングしてほぐす。
- 播種用のhPS細胞用培地を10mLのピペットで吸い上げ，ペレットの入った遠心管に入れ，2回だけ緩やかにピペッティングする。
- hPS細胞培地置換済みのMEFの容器から培地を吸引除去する。
- hPS細胞浮遊液を播種する。
- 顕微鏡でコロニーの分散状態を確認する。
- CO_2インキュベーターに移し，細胞が均一に分布するように，静置する前

に容器を斜め20度くらいに傾けて前後に揺すり，浮遊液が動いている状態
ですばやく静置する。
- CO_2濃度5％のインキュベーターで培養する。

③培地交換

1) ROCK inhibitorを添加していない培地を用いて播種した場合には，継代翌日
は静置させ，2〜3日目頃から培地交換を実施する。

2) ROCK inhibitorを添加した培地を使用した場合，継代翌日に培地を全量交換
する。その後は，培養上清を0.5〜2mL程度残して培地交換を行う。

3) 平日は毎日培地交換を行う。週末は土曜日か日曜日のどちらか1回のみにす
ることは可能。ただしその場合，コンフルエントでない状態にしておく必要
がある。

4) 3日目以降にEB様のコロニーがある場合は，目視か顕微鏡で確認しながらト
ランスファーピペットなどを用いて取り除く。

④継代

(i) Dispaseによる分散
- 顕微鏡下の観察あるいは目視で，分化しているコロニーに印をつけておく。
- hPS細胞培地を準備する（wash用，懸濁用，播種用）。
- 懸濁用・播種用のhPS細胞用培地に，必要量のFGF-2を加える。
- 分取したwash用，懸濁用と播種用のhPS細胞用培地を，37℃恒温槽で5〜
10分間温める。
- 継代するiPS細胞の培地を吸引除去する。
- Dispaseを1mL入れ細胞になじませる。
- CO_2濃度5％のインキュベーターに戻して，インキュベートする（1〜10分
間）。
- Dispaseを吸引除去する。
- 加温したwash用培地を6mL添加する。
- 印をつけた分化コロニーを吸引除去する。
- セルスクレーパーでコロニーを大きく剥がす。
- 細胞浮遊液を元のwash用遠心管に戻す。
- 300rpm（20G）で2分間遠心する。

- 加温した懸濁用と播種用のhPS細胞用培地を安全キャビネット内に入れる。
- 遠心上清を吸引除去する。
- ペレットをトントンと2回タッピングしてほぐす。
- 温めておいた懸濁用培地を10mL取り，ペレットに加え，細胞を浮遊させる。
- 大きいコロニーがあれば，2回ほど軽くピペッティングする（小さいコロニーならピペッティングしない）。
- 細胞浮遊液を懸濁用培地に戻す。
- 必要量の細胞を懸濁用の浮遊液から播種用の培地に加える。
- MEF播種済みの容器から培養上清を吸引除去する。
- 細胞播種用の浮遊液を各容器に播種する。
- 顕微鏡で細胞の様子を確認する。
- CO_2インキュベーターに移し，細胞が均一に分布するように，静置する前に容器を斜め20度くらいに傾けて前後に揺すり，浮遊液が動いている状態ですばやく静置する。
- CO_2濃度5%のインキュベーターで48時間以上静置する。

〔Dispaseの調製方法〕
10 U Dispaseストック溶液：10mg/mL

　1g（約1.0 U/mg）のディスパーゼ（Roche，ディスパーゼ®II, neutral protease, grade II, 04942078001）をよく冷却した100mLのPBS（-）で溶解し，0.22μmフィルターで滅菌する。1mLずつ15mL遠沈管に分注して，－20℃で保存。

注意：溶解するときは，1g入りの瓶のなかにPBS（-）を適量入れたのち蓋をし，しばらく氷上に置き，時々瓶をやさしく振りながらゆっくりと溶解させる。ピペッティングで無理に溶かそうとせず，溶け残りがある場合は溶解液のみを回収し，再びPBS（-）を加えて作業を繰り返す。

1 U Dispase：1mg/mL

　使用時に，10Uのストック溶液を解凍し，DMEM（High Glucose）9mLを加えて混和する。調製してから3日間使用可能。

注意：ディスパーゼはロット差があるため，使用濃度の基本は1Uであるが，細胞で実際に試してみてDMEMの液量を調整する，あるいは処理時間を調整する

などが必要。

(ii)メカニカルによる分散法
・ 顕微鏡下の観察あるいは目視で，分化しているコロニーに印をつけておく。
・ hPS細胞培地を必要量準備する(wash用，懸濁用，播種用)。
・ 懸濁用・播種用のhPS細胞用培地に，必要量のFGF-2を加える。
・ 分取したwash用，懸濁用と播種用のhPS細胞用培地を，37℃恒温槽で5〜10分間温める。
・ 加温したwash用のhPS細胞用培地を安全キャビネット内に入れる。
・ 継代するiPS細胞の印をつけておいた分化したコロニーを吸引除去する。
・ EZPassage™を使用して培養容器のなかを縦方向と横方向にローラーを動かして細胞を細断する。
・ 浮き上がった細胞を培地ごと遠沈管に回収する。
・ wash用培地を培養容器に加え，優しくコロニーに吹きかけながら，容器に残った細胞を剥がして遠心管に回収する。
・ 300rpm(20G)で2分間遠心する。
・ 加温した懸濁用と播種用のhPS細胞用培地を安全キャビネット内に入れる。
・ 遠心上清を吸引除去する。
・ ペレットをトントンと2回タッピングしてほぐす。
・ 温めておいた懸濁用培地を10mL取り，ペレットに加え細胞を浮遊させる。
・ 細胞浮遊液を懸濁用培地に戻す。
・ 必要量の細胞を懸濁用の浮遊液から播種用の培地に加える。
・ MEF播種済みの容器から培地を吸引除去する。
・ 細胞播種用の浮遊液を各容器に播種する。
・ 顕微鏡で細胞の様子を確認する。
・ CO_2インキュベーターに移し，細胞が均一に分布するように，静置する前に容器を斜め20度くらいに傾けて前後に揺すり，浮遊液が動いている状態ですばやく静置する。
・ CO_2濃度5％のインキュベーターに48時間以上静置する。

　本項では，hPS細胞の培養法についてご説明しました。フィーダーフリーの培地も多く販売されていますが，hPS細胞の形質を理解した上で使用しないと，

扱いが難しい場合があります。フィーダー細胞を用いる方法は面倒ですが，hPS細胞の特性を理解しやすく，分化誘導も参考にできる論文が多いのが現状です。目的に応じて培養方法を検討する必要があるかと思います。回り道のようですが，さまざまなトライアルをすることをお薦めします。参考になれば幸いです。

■参考文献

1) Thomson, J.A.；Itskovitz-Eldor, J.；Shapiro, S.S.；Waknitz, M.A.；Swiergiel, J.J.；Marshall, V. S.；Jones, J. M. Embryonic Stem Cell Lines Derived from Human Blastocysts. *Science* 1998, 282(5391), 1145-1147.
https://doi.org/10.1126/science.282.5391.1145

2) Xu, C.；Inokuma, M.S.；Denham, J.；Golds, K.；Kundu, P.；Gold, J.D.；Carpenter, M.K. Feeder-Free Growth of Undifferentiated Human Embryonic Stem Cells. *Nat. Biotechnol.* 2001, 19(10), 971-974.
https://doi.org/10.1038/nbt1001-971

3) Amit, M.；Carpenter, M.K.；Inokuma, M.S.；Chiu, C.-P.；Harris, C.P.；Waknitz, M.A.；Itskovitz-Eldor, J.；Thomson, J.A. Clonally Derived Human Embryonic Stem Cell Lines Maintain Pluripotency and Proliferative Potential for Prolonged Periods of Culture. *Dev. Biol.* 2000, 227(2), 271-278. https://doi.org/10.1006/dbio.2000.9912

4) Vallier, L.；Alexander, M.；Pedersen, R.A. Activin/Nodal and FGF Pathways Cooperate to Maintain Pluripotency of Human Embryonic Stem Cells. *J. Cell Sci.* 2005, 118(19), 4495-4509.
https://doi.org/10.1242/jcs.02553

5) Xu, C.；Rosler, E.；Jiang, J.；Lebkowski, J.S.；Gold, J.D.；O'Sullivan, C.；Delavan-Boorsma, K.；Mok, M.；Bronstein, A.；Carpenter, M.K. Basic Fibroblast Growth Factor Supports Undifferentiated Human Embryonic Stem Cell Growth Without Conditioned Medium. *Stem Cells* 2005, 23(3), 315-323. https://doi.org/10.1634/stemcells.2004-0211

6) Vallier, L.；Mendjan, S.；Brown, S.；Chng, Z.；Teo, A.；Smithers, L.E.；Trotter, M.W.B.；Cho, C.H.-H.；Martinez, A.；Rugg-Gunn, P.；Brons, G.；Pedersen, R.A. Activin/Nodal Signalling Maintains Pluripotency by Controlling Nanog Expression. *Dev. Camb. Engl.* 2009, 136(8), 1339-1349. https://doi.org/10.1242/dev.033951

7) Martin, M.J.；Muotri, A.；Gage, F.；Varki, A. Human Embryonic Stem Cells Express an Immunogenic Nonhuman Sialic Acid. *Nat. Med.* 2005, 11(2), 228-232.
https://doi.org/10.1038/nm1181

8) Ludwig, T.E.；Levenstein, M.E.；Jones, J.M.；Berggren, W.T.；Mitchen, E.R.；Frane, J.L.；Crandall, L.J.；Daigh, C.A.；Conard, K.R.；Piekarczyk, M.S.；Llanas, R.A.；Thomson, J.A. Derivation of Human Embryonic Stem Cells in Defined Conditions. *Nat. Biotechnol.* 2006, 24(2), 185-187. https://doi.org/10.1038/nbt1177

9) Sperger, J.M.；Chen, X.；Draper, J.S.；Antosiewicz, J.E.；Chon, C.H.；Jones, S.B.；Brooks, J.D.；Andrews, P.W.；Brown, P.O.；Thomson, J.A. Gene Expression Patterns in Human Embryonic Stem Cells and Human Pluripotent Germ Cell Tumors. *Proc. Natl. Acad. Sci.* 2003, 100(23), 13350-13355. https://doi.org/10.1073/pnas.2235735100

10) Brons, I.G.M.；Smithers, L.E.；Trotter, M.W.B.；Rugg-Gunn, P.；Sun, B.；Chuva De Sousa Lopes, S.M.；Howlett, S.K.；Clarkson, A.；Ahrlund-Richter, L.；Pedersen, R.A.；Vallier, L. Derivation of Pluripotent Epiblast Stem Cells from Mammalian Embryos. *Nature* 2007, 448(7150), 191-195. https://doi.org/10.1038/nature05950

11) Nichols, J.；Smith, A. Naive and Primed Pluripotent States. *Cell Stem Cell* 2009, 4(6), 487-

492.
https://doi.org/10.1016/j.stem.2009.05.015

12) Hanna, J. ; Cheng, A.W. ; Saha, K. ; Kim, J. ; Lengner, C.J. ; Soldner, F. ; Cassady, J.P. ; Muffat, J. ; Carey, B.W. ; Jaenisch, R. Human Embryonic Stem Cells with Biological and Epigenetic Characteristics Similar to Those of Mouse ESCs. *Proc. Natl. Acad. Sci.* 2010, 107 (20), 9222-9227.
https://doi.org/10.1073/pnas.1004584107

13) Furue, M.K. ; Na, J. ; Jackson, J.P. ; Okamoto, T. ; Jones, M. ; Baker, D. ; Hata, R.-I. ; Moore, H.D. ; Sato, J.D. ; Andrews, P.W. Heparin Promotes the Growth of Human Embryonic Stem Cells in a Defined Serum-Free Medium. *Proc. Natl. Acad. Sci.* 2008, 105 (36), 13409-13414.
https://doi.org/10.1073/pnas.0806136105

14) Draper, J.S. ; Smith, K. ; Gokhale, P. ; Moore, H.D. ; Maltby, E. ; Johnson, J. ; Meisner, L. ; Zwaka, T.P. ; Thomson, J.A. ; Andrews, P.W. Recurrent Gain of Chromosomes 17q and 12 in Cultured Human Embryonic Stem Cells. *Nat. Biotechnol.* 2004, 22(1), 53-54.
https://doi.org/10.1038/nbt922

15) Enver, T. ; Soneji, S. ; Joshi, C. ; Brown, J. ; Iborra, F. ; Orntoft, T. ; Thykjaer, T. ; Maltby, E. ; Smith, K. ; Dawud, R.A. ; Jones, M. ; Matin, M. ; Gokhale, P. ; Draper, J. ; Andrews, P.W. Cellular Differentiation Hierarchies in Normal and Culture-Adapted Human Embryonic Stem Cells. *Hum. Mol. Genet.* 2005, 14(21), 3129-3140.
https://doi.org/10.1093/hmg/ddi345

16) Baker, D.E.C. ; Harrison, N.J. ; Maltby, E. ; Smith, K. ; Moore, H.D. ; Shaw, P.J. ; Heath, P.R. ; Holden, H. ; Andrews, P.W. Adaptation to Culture of Human Embryonic Stem Cells and Oncogenesis in Vivo. *Nat. Biotechnol.* 2007, 25(2), 207-215. https://doi.org/10.1038/nbt1285

17) The International Stem Cell Initiative. Screening Ethnically Diverse Human Embryonic Stem Cells Identifies a Chromosome 20 Minimal Amplicon Conferring Growth Advantage. *Nat. Biotechnol.* 2011, 29(12), 1132-1144.
https://doi.org/10.1038/nbt.2051

18) Andrews, P.W. Human Pluripotent Stem Cells : Genetic Instability or Stability? *Regen. Med.* 2021, 16(2), 113-115. https://doi.org/10.2217/rme-2021-0013

19) Andrews, P.W. Human Pluripotent Stem Cells : Tools for Regenerative Medicine. *Biomater. Transl.* 2021, 2(4), 294-300. https://doi.org/10.12336/biomatertransl.2021.04.004

20) Andrews, P.W. Human Pluripotent Stem Cells : Tools for Regenerative Medicine. 2021.

21) Andrews, P.W. The Origins of Human Pluripotent Stem Cells : The Road from a Cancer to Regenerative Medicine. *In Vitro Cell. Dev. Biol. Anim.* 2024.
https://doi.org/10.1007/s11626-024-00865-8

22) Harrison, N.J. ; Baker, D. ; Andrews, P.W. The Significance of Culture Adaptation of Embryonic Stem Cells for Regenerative Medicine. In *Advances in Stem Cell Research* ; Baharvand, H., Aghdami, N., Eds. ; Humana Press : Totowa, NJ, 2012 ; pp.17-27.
https://doi.org/10.1007/978-1-61779-940-2_2

23

ヒト多能性幹細胞を
3カ月以上維持培養，どうする？

ヒト多能性幹細胞（human pluripotent stem cells；hPS細胞）を未分化な状態で継続して使用している場合には，いくつか気をつける点があることはこれまでお話ししてきました。具体的にはどのようにすれば良いのかについて，ここでご説明したいと思います。

1．どのくらい継代維持して良いのか？

hPS細胞は，どのくらいまで継代を継続しても良いのでしょうか？　もしかして，何も考えずに継代し続けていたりしますでしょうか？　細胞を入手後，10継代以上継代していたら，その細胞が本当に入手したときの細胞と同じ形質かどうか，確認したほうが良いです。

2011年に，国際幹細胞イニシアティブプロジェクト（ISCI）で世界38ラボの多能性幹細胞136株（ES細胞125株，iPS細胞11株）について調査を行った結果を報告しています[1]。125株のES細胞は，樹立早期では染色体異常は14％でしたが，継代数が多くなると2倍に増えて33％に染色体異常が認められました。

英国シェフィールド大学のPeter W. Andrews教授のラボでは，細胞のゲノム変化による細胞集団の変化のシミュレーションを行った結果を報告しています[2]。例えば，99％の正常な細胞と1％の核型異常の細胞を混ぜて培養を行い，各継代ごとに核型検査を行って異常な各型の割合を測定しました。すると，早いものでは5継代ですべて異常株に細胞集団が乗っ取られてしまうとしています。これは異常株の増殖速度が速いことや細胞死しにくいことが影響していると思われます。

ISSCRのStandards for human stem cell use in research[3]には，解凍後10継代以上使用しないことが望ましいと書かれています。

2．ジャーナルの投稿規定に書いてあること

HeLa細胞が他の細胞株に混入してクロスコンタミネーションを起こし，その細胞に取って代わることは，Stanley M. Gartler博士が1967年に報告していま

す[4]。2000年に入り，多くの細胞がクロスコンタミネーションしていることが国際的な問題として，学会や各国の細胞バンクから報告されるようになりました[5]。間違った細胞を用いた論文は科学の発展の支障となることから，ジャーナルの投稿時に，細胞の認証を行うようにとの指示が2008年ごろから投稿規定に出るようになりました。以前はバンクから入手後6カ月以内となっていましたが，今は6カ月という文言がないところが多いようです。

　Natureの投稿規定を確認してみたところ，概要としては，下記のようになっていました。
https://www.nature.com/nature-portfolio/editorial-policies/reporting-standards

　　・著者は科学的な根拠を示し，Methodsのセクションに同一性の問題を明記すべきである。
　　・細胞株の入手元を明らかにし，細胞株が認証されているかどうかを報告しなければならない。
　　・使用した方法，結果，その細胞株について最後に認証試験が実施された時期を記載しなければならない。
　　・マイコプラズマについても同様である。
　つまり，ラボ内で研究用に使用していても，品質管理を実施したほうが良いのです。

3．どのタイミングで検査するのか？

　前述したAndrews教授のラボでは，hPS細胞の異常株の特性を引き続き研究しています。ISCIプロジェクト[1]で，正常な核型を示すヒト胚性幹細胞（human embryonic stem cell；hESC）株の25％において，染色体20q11.21のコピー数多型（CNV）増幅を同定したことを受けて，その特性を解析しています。このアンプリコンを含む細胞株はアポトーシスに対する抵抗性があり，細胞生存が促進され，細胞倍加速度が高くなっていたことを示してします[6]。なかでも，BCL2L1（BCL-XLアイソフォーム）の過剰発現が重要であり，ドライバー変異であることを立証しました。この20q11.21領域の増幅は，ヒト胚性がん細胞株やいくつかの奇形がんでも検出されており，悪性転換と関連しています。

　これらの報告から，ISSCRのStandards for human stem cell use in research[3]では，以下のように記載されています。

185

「細胞バンクから入手した細胞を解凍後10継代以上使用しないことは，遺伝的ドリフトのリスクを著しく減少させる。実験に使用した培養細胞が気づかないうちに遺伝的ドリフトが発生するのを防ぐため遺伝的モニタリングを実施すべきタイミングがいくつかある」とし，4つのタイミングをあげています。

1）実験開始

2）実験中

3）ボトルネックになるようなことの後

4）培養中の幹細胞の増殖特性や分化パターンに何らかの変化が観察された場合

細胞をバンクから入手して，解凍して培養を開始し，できるだけ早いタイミングに細胞ストックをしたものと，実験用に使用する細胞ストックを作製して，それらをまず検査しておくことが大事です。筆者の経験として，細胞バンクより入手したときから，核型異常のものが含まれていたことがあります。バンクに報告し，すぐに別のロットのものを送付してもらいました。つまり，実験用の細胞ストックは，しっかりと品質チェックをしておく必要があるのです。

10継代以上使用しないことをお薦めしますが，10継代以上どうしても培養維持する必要がある場合には，そのタイミングで再度細胞ストックを少し作製するとともに，ゲノムに関連する検査を行うのが良いと思います。検査にはどうしても細胞数が必要ですし，問題があった場合には再検査を行う必要もあるため，余裕をもっておくためです。

遺伝子編集などを行い，シングルセルにしてクローニングなどを行う場合には，細胞にストレスを与え，遺伝子変異が生じやすい状態になります。クローニング後は必ずさまざまな形質をチェックする必要があります。

また，継代のタイミングが早くなった，分化効率が下がってきた場合には，変異が生じている可能性が高いと思われますので，10継代経っていなくても検査が必要です。

4．何を検査するのか？

Standards for human stem cell use in researchにも記載されていますが，基本的な以下の検査は必須となります[7]。

・細胞認証試験

・マイコプラズマ検査

・細胞倍加時間

23 ヒト多能性幹細胞を3カ月以上維持培養，どうする？

・未分化マーカープロフィール発現
・遺伝子発現プロフィール解析
・分化能
・核型解析

　上記については，まず，バンクから入手後すぐに作製したワーキングバンクで検査を実施しておく必要があります。継続することが必須であれば，他に一塩基多型 (Single Nucleotide Polymorphism；SNP) アレイが必要かもしれません。ですが，遺伝子編集後のクローニングなどでない限りは，ワーキングバンクに戻って解凍し直すことをお薦めします。

①細胞認証試験は，細胞をバンク以外から入手した場合には，細胞認証試験で使用するためのオリジナルがないため，バンクから入手後すぐに凍結保存したサンプルとの同等性を確認することになります。バンクから入手した場合には，そのバンクに元のデータがあるため，必ずしも必要はありませんが，ワーキングバンクとともに検査をしたほうが安心かと思います。

②マイコプラズマ検査は自分たちのラボ内での簡易検査ではなく，証明書を出してくれる検査会社に出したほうが安全です。微量な感染の場合には，検出できないこともあります。

③細胞倍加時間は，シングルセルで分散継代している場合には，継代時に細胞数をきっちりと把握し，グラフをプロットします。クランプで継代している場合には，維持用に使用しているフラスコを1つトリプシンでシングルセルに分散させ細胞数を測定します。ワーキングバンクの細胞と比較する場合は，6ウェルプレートに播種して，24時間ごとに細胞数を測定します。ライブセルイメージング装置でタイリング画像が撮れるようであれば，形態評価による細胞面積の測定でも評価は可能です[8]。

④未分化マーカープロフィール発現は，フローサイトメーターや免疫染色により，各種未分化マーカーの発現率を測定します。基本となるマーカーを調べます。マーカーは166ページを参照してください。

⑤遺伝子発現プロフィール解析についても，基本となる遺伝子を調べるか，あるいは，PluriTestを行います。詳しくは167ページを参照してください。

⑥分化能は，長期継代していると変化することが多く，評価する方法を決めておいたほうが良いです。

　分化能を評価する場合，胚様体 (Embryoid body, EB) 形成による分化能評価

187

が基本ですが[9]，使用する血清などによりロット差が出てしまいます。最近では，三胚葉への分化能評価キットが市販されています。

◆ STEMdiff™ Trilineage Differentiation Kit
STEMCELL Technologies社
https://www.veritastk.co.jp/sciencelibrary/pickup/stemdiff-trilineage-differentiation.html

◆ Human Pluripotent Stem Cell Functional Identification Kit
R&D Systems, Inc.
フナコシ株式会社から市販されています。
https://www.funakoshi.co.jp/contents/5385

◆ iPS細胞・幹細胞 多能性評価サービス
富士フイルム和光純薬株式会社
https://labchem-wako.fujifilm.com/jp/custom_service/products/95090.html

また，特定の分化誘導方法を使用しているのであれば，その分化誘導効率に変化がないことを確認するのでも良いかと思います。各種株で分化誘導効率はかなり異なりますので[10]，必ず同じ株での確認が必要です。

⑦核型解析は，筆者が大学院生時代には普通にラボで各自行っていたのですが，今はその技術を知っている方が少なくなってきたのかと思います。数を数えるだけであれば，それほど難しくありませんし，ぜひラボ内で実施してみていただければと思います。

詳細なプロトコールは，
組織培養研究（30巻 2＋3＋4号（2011），日本におけるヒトES，iPS細胞研究標準化：その3 品質管理[11]）
https：//doi.org/10.11418/jtca.30.145
に記載しています。

ラボ内で確認ができるように設定すると気軽に確認ができると思います。それほどにhPS細胞は核型異常を起こすので，ぜひお薦めします。

そのうえで，外注に出すのが良いと思います。

簡易検査として，hPS細胞の培養において報告されている最もよくみられる核型異常の7割以上を検出できるqPCRが市販されています。

◆ ヒトES/iPS細胞の核型異常の検出_hPSC Genetic Analysis Kit

https://www.veritastk.co.jp/sciencelibrary/pickup/hpsc-genetic-analysis-kit.html

5. 形態変化

ISSCRのStandards for human stem cell use in researchには，特にセクションは設定されていませんが，文章中にはmorphologyという単語は何度も出てきており，重要であることがわかります。

細胞の形態は，現段階では客観的に数値化する手法が標準化されていないため評価が難しいですが，細胞増殖性の次に作業者が実感しやすいことです。ISCIプロジェクトでコアな研究者が集まって議論していた際も，さまざまな遺伝子検査をするよりも先に形態が一番わかりやすいというのが多くの意見でした。解析するためには，さまざまなスキルが必要ですが，まずは画像を取得しておくことをお薦めします。撮影のタイミングは，

〔バンクから入手して解凍する際〕

・解凍した翌日

・少し増殖したタイミング

・継代直前

・継代翌日

〔毎回の継代の際〕

・継代当日

・継代翌日

・継代直前

・継代翌日

画像を保存しておくことで，細胞の増殖の状態なども後から解析することも可能です。

筆者らは[12]，2016年にhPS細胞のコロニー形態を自動ライブセルイメージングと複数のパラメータを用いた形態学的コロニー解析アルゴリズムを組み合わせて定量的評価を行った結果を報告しています。正常な多能性幹細胞と，核型異常の多能性幹細胞をモデルとして用いて1つずつコロニーの形態を評価するとともに，コロニーを1つずつピックアップして遺伝子発現プロフィールを解析しました。形態学的パラメータに基づく統計的コロニー分類と，遺伝子発現プロフィールによる分類でそれぞれ典型的なESC様コロニーと悪いコロニーが区別可能で

したので，hPS細胞のコロニーの形態学的特徴は細胞学的特徴と密接に関連していることが示唆されました。

カリフォルニア大学RiversideのPrue Talbot教授[13)]は継続的に多能性幹細胞の形態評価について報告を行っています。hPS細胞のコロニーを定量的に解析するためのビデオバイオインフォマティクスソフトウェアツールを開発し，さまざまな実験的培養条件，細胞株，および治療を評価・比較しています。

PCの性能や画像撮影の技術の向上により，AIとともに画像解析技術は劇的に進歩しており，細胞形態の非侵襲的評価方法が標準化される日も近いかもしれません。

本項では多能性幹細胞を長期に継続維持を行う場合に検査する項目について記載しました。結構たいへんかと思いますので，ワーキングバンクをたくさん作り，10継代以上は継代しないで，実験ごとに解凍することをお薦めします。

参考になれば幸いです。

■参考文献

1) The International Stem Cell Initiative. Screening Ethnically Diverse Human Embryonic Stem Cells Identifies a Chromosome 20 Minimal Amplicon Conferring Growth Advantage. *Nat. Biotechnol.* 2011, 29(12), 1132-1144. https://doi.org/10.1038/nbt.2051

2) Olariu, V.; Harrison, N. J.; Coca, D.; Gokhale, P. J.; Baker, D.; Billings, S.; Kadirkamanathan, V.; Andrews, P. W. Modeling the Evolution of Culture-Adapted Human Embryonic Stem Cells. *Stem Cell Res.* 2010, 4(1), 50-56. https://doi.org/10.1016/j.scr.2009.09.001

3) International Society for Stem cell Research. *Standards for human stem cell use in research.* International Society for Stem Cell Research. https://www.isscr.org/standards-document (accessed 2024-02-29).

4) Gartler, S. M. Genetic Markers as Tracers in Cell Culture. *Natl. Cancer Inst. Monogr.* 1967, 26, 167-195.

5) Masters, J. R.; Thomson, J. A.; Daly-Burns, B.; Reid, Y. A.; Dirks, W. G.; Packer, P.; Toji, L. H.; Ohno, T.; Tanabe, H.; Arlett, C. F.; Kelland, L. R.; Harrison, M.; Virmani, A.; Ward, T. H.; Ayres, K. L.; Debenham, P. G. Short Tandem Repeat Profiling Provides an International Reference Standard for Human Cell Lines. *Proc. Natl. Acad. Sci. U.S.A.* 2001, 98(14), 8012-8017. https://doi.org/10.1073/pnas.121616198

6) Avery, S.; Hirst, A. J.; Baker, D.; Lim, C. Y.; Alagaratnam, S.; Skotheim, R. I.; Lothe, R. A.; Pera, M. F.; Colman, A.; Robson, P.; Andrews, P. W.; Knowles, B. B. BCL-XL Mediates the Strong Selective Advantage of a 20q11.21 Amplification Commonly Found in Human Embryonic Stem Cell Cultures. *Stem Cell Rep.* 2013, 1(5), 379-386. https://doi.org/10.1016/j.stemcr.2013.10.005

7) The International Stem Cell Banking Initiative. Consensus Guidance for Banking and Supply of Human Embryonic Stem Cell Lines for Research Purposes. *Stem Cell Rev. Rep.* 2009, 5(4), 301-314. https://doi.org/10.1007/s12015-009-9085-x

8) Suga, M.; Kii, H.; Niikura, K.; Kiyota, Y.; Furue, M. K. Development of a Monitoring

Method for Nonlabeled Human Pluripotent Stem Cell Growth by Time-Lapse Image Analysis. *Stem Cells Transl. Med.* 2015, 4 (7), 720-730. https://doi.org/10.5966/sctm.2014-0242

9) 古江-楠田美保. 日本におけるヒト ES, iPS 細胞研究標準化：その2 分化能の評価. 組織培養研究 2009, 28 (2＋3＋4), 129-133. https://doi.org/10.11418/jtca.28.129

10) Yanagihara, K.; Liu, Y.; Kanie, K.; Takayama, K.; Kokunugi, M.; Hirata, M.; Fukuda, T.; Suga, M.; Nikawa, H.; Mizuguchi, H.; Kato, R.; Furue, M. K. Prediction of Differentiation Tendency Toward Hepatocytes from Gene Expression in Undifferentiated Human Pluripotent Stem Cells. *Stem Cells Dev.* 2016, 25 (24), 1884-1897. https://doi.org/10.1089/scd.2016.0099

11) 平田みつひ；シャンダー・アハマド；菅 三佳；藤木彩加；松村紘子；若林真理；上田直子；劉 克紅；林田みどり；平山知子；小原有弘；柳原佳奈；水口賢司；古江-楠田美保. 日本におけるヒトES, iPS細胞研究標準化, 組織培養研究, 2011, 30 (2＋3＋4), 145-157. https://doi.org/10.11418/jtca.30.145

12) Kato, R.; Matsumoto, M.; Sasaki, H.; Joto, R.; Okada, M.; Ikeda, Y.; Kanie, K.; Suga, M.; Kinehara, M.; Yanagihara, K.; Liu, Y.; Uchio-Yamada, K.; Fukuda, T.; Kii, H.; Uozumi, T.; Honda, H.; Kiyota, Y.; Furue, M. K. Parametric Analysis of Colony Morphology of Non-Labelled Live Human Pluripotent Stem Cells for Cell Quality Control. *Sci. Rep.* 2016, 6 (1), 34009. https://doi.org/10.1038/srep34009

13) Lin, S. C.; Loza, A.; Antrim, L.; Talbot, P. Video Bioinformatics Analysis of Human Pluripotent Stem Cell Morphology, Quality, and Cellular Dynamics. *Stem Cells Transl. Med.* 2021, 10 (9), 1343-1359. https://doi.org/10.1002/sctm.15-0352

24

血管内皮細胞の培養

本項では，血管内皮細胞の培養についてご説明します。

1．血管内皮細胞とは

　血管内皮細胞とは，血管の内腔面を覆う単層の細胞で，血球細胞や血液内の物質に直接接触する細胞です。アドヘレンスジャンクション，タイトジャンクションを形成することで，組織から，あるいは組織へ，液体，物質，細胞の輸送を調節するバリアを形成しています。

　従来より創薬や疾患解明，血管形成や血管新生，透過性などさまざまな研究のツールとして利用されています。かつては，ヒト臍帯から抽出されるのが主でしたが，近年は心臓の各血管や皮膚の微小血管などさまざまな組織由来の内皮細胞が製品として提供されています。最近では，脳毛細血管内皮細胞を用いた血液脳関門（blood-brain barrier, BBB）を模倣する*in vitro*三次元モデルが注目されています。また，iPS細胞から分化誘導した血管内皮細胞も製品化され提供されています。

2．血管内皮細胞のマーカー

　血管内皮細胞のマーカーとして，従来はCD31，CD144（VEカドヘリン），vWF（フォン・ヴィルブランド因子），Tie2，VEGFR（血管内皮増殖因子受容体２）などが認識されていましたが，近年は幹細胞，前駆細胞，成熟マーカー，あるいは臓器特異的内皮細胞まで，多くのマーカーが同定されています。メーカーなどのサイトで詳しくまとめられていますので，詳細は下記のサイトを参考にしていただくのが良いと思います。

・A Guide to Endothelial Cell Markers

　生命科学関連製品の横断検索サイトBiocompareが血管内皮細胞のマーカーについてかなり詳しくまとめています。

https://www.biocompare.com/Editorial-Articles/598462-A-Guide-to-Endothelial-Cell-Markers/

・Abcam 内皮細胞マーカー抗体

内皮細胞マーカーとなりうるターゲット・タンパク質と，それらを検出するための抗体がアプリケーション別に掲載されています。

https://www.abcam.co.jp/primary-antibodies/endothelial-cell-markers-1

・メルク 内皮細胞マーカー

それぞれの抗体について参考文献が詳しく掲載されています。

https://www.merckmillipore.com/JP/ja/product/Endothelial-Cell-Markers,MM_NF-C133595

3．細胞提供企業

筆者が培養していた頃は初代培養細胞の入手は困難で，ヒト臍帯から血管内皮細胞を分離していました。ですが，すっかり昔話になってしまいました。近年は多くの企業が初代培養細胞やiPS細胞由来血管内皮細胞を提供しています。その提供元を集めてみました。ほとんどのメーカーが培地もセットで販売しています。

ATCC

従来は樹立細胞の提供のみでしたが，近年は初代培養細胞も提供しています。下記の血管内皮細胞がリストされています。

・正常ヒト 臍帯静脈 血管内皮細胞

・正常ヒト 大動脈 内皮細胞

・正常ヒト 冠動脈 内皮細胞

・正常ヒト 肺動脈 内皮細胞

・正常ヒト 新生児皮膚微小血管 内皮細胞

https://www.summitpharma.co.jp/japanese/service/s_ATCC_pcs_100.html

PromoCell社

ドイツのハイデルベルクに本拠を置くこの会社は，多くの種類のヒト組織由来初代細胞やがん細胞，また，それら細胞に最適化された培地などを販売しています。血管内皮細胞の種類も多くリストされています。日本ではタカラバイオ，フナコシ，メルクなどで取り扱っているようです。

・臍帯静脈内皮細胞

・臍帯動脈内皮細胞

・冠状動脈内皮細胞

・伏在静脈内皮細胞

・肺動脈内皮細胞

・大動脈内皮細胞

・皮膚血管内皮細胞

・皮膚微小血管内皮細胞

・子宮微小血管内皮細胞

・肺微小血管内皮細胞

・心臓微小血管内皮細胞

・皮膚微小リンパ管内皮細胞

https://promocell.com/

クラボウ

古くから上皮細胞と培地を提供している老舗メーカーで，培地とセットで販売しています。

・正常ヒト血管内皮細胞

・さい帯静脈血管内皮細胞

・大動脈血管内皮細胞

・肺動脈血管内皮細胞

・冠状動脈血管内皮細胞

https://www.kurabo.co.jp/bio/celltissue/endothelium/

FUJIFILM Cellular Dynamics, Inc.

世界で初めてヒトES細胞を樹立したウィスコンシン大学James Thomson博士が創立したCellular Dynamics（CDI）社で，現在はFUJIFILM Cellular Dynamicsとなっています。多くの疾患iPS細胞の樹立や，iPS細胞由来分化細胞を提供しています。血管内皮細胞としては，下記がリストされています。

・iCell® Endothelial Cells

・iCell® BBBキット

https://labchem-wako.fujifilm.com/jp/category/01271.html

24 血管内皮細胞の培養

4．培養条件開発の歴史

　筆者が培養していた際は，Ⅰ型コラーゲンをコーティングし，MCDB107培地に，5％FBS，ラボで調製した脳抽出液，FGF-2，ヘパリンを入れて培養していたようなおぼろげな記憶があります。近年，さまざまな血管内皮細胞の増殖を促進する因子が見つかっており，新しい培養条件が開発されています。細胞が提供されているように，培地も提供メーカーから専用培地がキットで販売されているケースがほとんどです。皆さんがご自身で調製する機会はないかもしれませんが，開発の歴史を情報として知っておくのは，今後の開発のヒントになることもあると思います。また，細胞が添付プロトコールどおり増殖しない場合などの対応法として有用かと思います。そこで，過去の論文を調べてみました。

　1963年，Y. Maruyama博士の論文によれば[1]，1921年に最初に肝臓の内皮細胞の培養が報告されています。Maruyama博士はトリプシンによって臍帯から内皮細胞を分離して培養できることを報告しました。その後も，血管内皮細胞の培養の改良が試みられています。EA. Jaffe博士らは[2]，M199培地に20％ヒト血清を添加して，0.2％ゼラチンをコートして培養しています。2007年，B. Baudin博士らは[3]，Nature ProtocolにJaffe博士らの方法を元にプロトコールを発表しています。フィブロネクチンをコーティングし，M199培地に20％ウシ血清を添加した条件で培養し，0.25％トリプシン／0.02％EDTAで細胞を分散するプロトコールとなっています。

　1984年，現機能性ペプチド研究所の星 宏良博士が米国レイクプラシッドAlton Jones Cell Science CenterのWL. McKeehan博士のラボにいたときに，MCDB107を基礎培地とした培養条件を開発しました[4]。Ⅰ型コラーゲン（10μg/mL）あるいはフィブロネクチン（10μg/mL）をコーティングし，40種類以上のホルモンおよび成長因子の影響を調べています。上皮成長因子（EGF），高密度リポタンパク質，ウシの下垂体，視床下部，全脳の抽出物，および分化したヒト肝細胞の培地が，HUVECの増殖を促進することを報告しています。コラーゲンとフィブロネクチンでの差はほとんどなかったようです。この成果をさらに発展させ，1986年に星博士らは[5]，MCDB107培地に，ウシ血清2％，牛脳抽出液5μg/mL，10ng/mL EGFを添加する培養条件を報告しています。

　一方，1987年，A. Knedler博士とRG. Ham博士が[6]，MCDB131培地に0.7％の透析血清，10ng/mL EGF，1μg/mLハイドロコルチゾンを添加した

195

条件を発表しています。MCDB131培地の特徴として，Mg濃度が10mM高いことが血管内皮細胞の増殖に有用であると述べています。

そして，1989年に，N. Ferrara博士とWJ. Henzel博士[7]によりウシの下垂体濾胞細胞の培地中から血管内皮細胞の増殖を促進するvascular endothelial growth factor（VEGF）が発見されました。

5．コーティング

上記で述べたように，コーティングとして，Ⅰ型コラーゲンとフィブロネクチンはどちらも有用のようですが，プロトコールとしては，市販されている培地では，各メーカーでどちらかを使用する方法が示されています。Ⅳ型コラーゲンも有効との論文も出ています。実際，どのマトリックスを使うべきなのかは，議論のあるところのようで，両方使うプロトコールを提案している論文も見かけました[8, 9]。

6．継代方法

一般的に，トリプシン／EDTAを用いて分散されています。非常に剥がれやすいため，薄い濃度のトリプシン溶液を用いるか，トリプシン／EDTAをよく冷やして使用します。星博士らの1986年の論文では，0.0125％のトリプシンを使用していました。Knedler博士らの論文では4℃に冷やした0.05％トリプシンを添加して10秒後に吸引除去し，1～3分で回収すると記載されています。筆者は容器を冷やした金属プレートの上に置いて，冷やしたトリプシンを添加していました。

現在販売されている細胞の継代プロトコールには，冷やしたトリプシンを使用するよう記載していないものもあるようです。内皮細胞はトリプシン処理時間が長いとダメージを受けやすいため，新鮮なトリプシンを使用することをお勧めします。トリプシンは，4℃では自己消化し，活性が落ちていきます。そのため解凍後は3日以内に使用することが推奨されています。

無血清培地の場合には，トリプシン処理後，トリプシン中和液あるいはトリプシンインヒビターにより中和し，遠心して取り除きます。トリプシンインヒビターを添加した場合には，一度遠心して上清を取り除いた後，再度培地を添加して遠心し上清を取り除いてから，最終培地に再浮遊させて播種したほうが良い場合もあります。

24 血管内皮細胞の培養

　本項では，血管内皮細胞の培養について，まとめてみました。多くのメーカーが細胞やその専用培地を提供しており，便利な時代になったものです。一方で，サプリメントとして加えられている成分が明記されていない場合もあります。過去の論文などを紐とくと，成分も想像がつき，実験計画も立てやすくなるのではないでしょうか？　以上，参考になれば幸いです。

■参考文献

1) Maruyama, Y. The Human Endothelial Cell in Tissue Culture. *Z. Zellforsch. Mikrosk. Anat.* 1963, 60(1), 69-79.
   https://doi.org/10.1007/BF00329383
2) *Biology of Endothelial Cells*; Jaffe, E.A., Ed.; Developments in Cardiovascular Medicine; Springer US：Boston, MA, 1984; Vol.27.
   https://doi.org/10.1007/978-1-4613-2825-4
3) Baudin, B.; Bruneel, A.; Bosselut, N.; Vaubourdolle, M. A Protocol for Isolation and Culture of Human Umbilical Vein Endothelial Cells. *Nat. Protoc.* 2007, 2(3), 481-485.
   https://doi.org/10.1038/nprot.2007.54
4) Hoshi, H.; McKeehan, W.L. Brain- and Liver Cell-Derived Factors Are Required for Growth of Human Endothelial Cells in Serum-Free Culture. *Proc. Natl. Acad. Sci.* 1984, 81(20), 6413-6417.
   https://doi.org/10.1073/pnas.81.20.6413
5) Hoshi, H.; McKeehan, W.L. Isolation, Growth Requirements, Cloning, Prostacyclin Production and Life-Span of Human Adult Endothelial Cells in Low Serum Culture Medium. *In Vitro Cell. Dev. Biol.* 1986, 22(1), 51-56.
   https://doi.org/10.1007/BF02623441
6) Knedler, A.; Kern, P.A.; Eckel, R.H.; Ham, R.G. Microvascular Endothelial Cell Cultures from Human Omental Adipose Tissue. *In Vitro Cell. Dev. Biol.* 1989, 25(10), 863-864.
   https://doi.org/10.1007/BF02623995
7) Ferrara N, Henzel W.J. Pituitary Follicular Cells Secrete a Novel Heparin-Binding Growth Factor Specific for Vascular Endothelial Cells. *Biochem. Biophys. Res. Commun.* 1989, 161(2), 851-858.
8) Myers, P.R.; Tanner, M.A. Vascular Endothelial Cell Regulation of Extracellular Matrix Collagen: Role of Nitric Oxide. *Arterioscler. Thromb. Vasc. Biol.* 1998, 18(5), 717-722. https://doi.org/10.1161/01.ATV.18.5.717
9) Sgarioto, M.; Vigneron, P.; Patterson, J.; Malherbe, F.; Nagel, M.-D.; Egles, C. Collagen Type I Together with Fibronectin Provide a Better Support for Endothelialization. *C. R. Biol.* 2012, 335(8), 520-528.
   https://doi.org/10.1016/j.crvi.2012.07.003

25

ケラチノサイトの培養

本項は，ケラチノサイトの培養についてです。

1．ケラチノサイトとは

　ケラチノサイトは皮膚表皮や口腔粘膜にある細胞で，間質組織に最も近い基底層にある細胞が増殖し，下層から上層に向かって移動しつつ角化細胞へと分化します。表皮や口腔粘膜は，水分保持，感染など外界からの刺激に対するバリア機能を持ちます。老化研究，創傷治癒についての研究，疾患についての研究，免疫分野の研究，細胞毒性研究，化粧品開発研究などに有用な研究資源となっています。

2．ケラチノサイトのマーカー

　上皮組織に特徴的に発現するCytokeratinが主マーカーとなります。Cytokeratinは多くの種類が同定されていますが，がん細胞に発現するものや，角膜，非角化扁平上皮に発現するものなど，それぞれ特徴的に発現するものがあります。病理診断やフローサイトメトリーなどにおいては上皮系か，非上皮系かを判断するために，抗Pan-Cytokeratin抗体を用いて鑑別を行います。細胞の分化に伴い発現するCytokeratinが変化していきます。基底層の細胞ではCytokeratin 5, 14が発現し，Cytokeratin 4および13は傍基底から表層まで広範な発現を示します。角化層ではCytokeratin 1 および10が発現します。口腔粘膜は角化しません。

・Andibody＆Beyondのサイト
Keratinocytes Markersのリストがまとめられています。
https://www.antibodybeyond.com/reviews/cell-markers/keratinocyte-marker.htm
・PanglaoDB
カロリンスカ研究所のグループが開発したデータベースPanglaoDBに，ケラチノサイトの遺伝子マーカーのリストが掲載されています。

25 ケラチノサイトの培養

https://panglaodb.se/markers.html?cell_type=%27Keratinocytes%27

3. 培養条件開発の歴史

1975年に，Rheinwald博士とGreen博士[1]がヒト表皮角化細胞ケラチノサイトの培養を初めて報告しました。Swiss-3T3細胞を放射線照射により増殖を停止させてフィーダー細胞とし，基礎培地に20％牛血清とハイドロコルチゾンを添加した条件が用いられています。この培養条件においては，細胞はシート状に増殖し，細胞シートを作製することができます。その後，この方法を用いて作製した表皮シートを1981年に重症熱傷の患者への移植に使用したことを発表しました[2,3]。日本では，株式会社ジャパン・ティッシュエンジニアリングが再生医療製品に適合するよう製造法を設定し，国内初の再生医療製品として2007年に薬事承認されています[4]。

一方，1980年，Ham博士らのグループは[5,6]，基礎培地中の成分と成長因子濃度を検討し，フィーダー細胞を用いない，ウシ透析血清あるいはウシ下垂体抽出物，微量要素を添加した培養条件を開発しました。ケラチノサイトに適した培地を検討するため，F12培地の成分すべてをオリジナルの濃度の1/10から10倍の濃度にして検討しました。F12培地には含まれていないアデニンを高濃度に添加することでヒトケラチノサイトを選択的に増殖させることができるMCDB151培地が開発されました。結果的にビオチンとリン酸ナトリウムの濃度が上昇し，カルシウム濃度が0.3mMから0.03mMへと大幅に低下しました[6]。MCDB151は，正常ヒト線維芽細胞用に開発されたMCDB105とは大きく異なり，それぞれの培地は，ヒト新生児包皮細胞の初代培養において，それぞれのタイプの細胞の増殖を選択的に促進することができました。

1982年，ウシ下垂体抽出物を使用せず，MCDB151培地に微量元素を添加したMCDB152培地に5 ng/mL上皮成長因子（EGF），10 μg/mLトランスフェリン，5 μg/mLインスリン，1.4×10^{-6}M ハイドロコルチゾン，1.0×10^{-5}M エタノールアミン，1.0×10^{-5}M ホスホエタノールアミン，および2.0×10^{-9}Mのプロゲステロンを添加した条件を開発しました[7]。1983年，さらにMCDB152培地のFeSO$_4$を5.0×10^{-6}Mに，ZnSO$_4$を5.0×10^{-7}Mに変更したMCDB153培地が開発されました[8]。フィーダーを用いない条件では，この培地が現在も広く使用されています。

199

4．カルシウム濃度

　ケラチノサイトを培養する上で重要なのは，培地中のカルシウムイオン濃度です。培養液中のイオン性カルシウム濃度の変化は，ケラチノサイトの増殖と分化のパターンを著しく変化させます。

　MCDB153培地を用いた無血清培養条件ではカルシウム濃度は0.03mMという低カルシウム条件です。この条件ではケラチノサイトは重層化せず単層で増殖し，角化はしません。この培地にカルシウムイオンを添加して濃度を1mMに上層させると重層化，角化が起こり，増殖も停止します[6, 9, 10]。

　1980年，Hennings博士らは[11]，培地中のカルシウム濃度を0.05〜0.1mMに下げると，マウスケラチノサイトは高い増殖率で急速に増殖し，層状化はしませんが，ケラチンの合成は継続することを報告しています。この条件で数カ月間単層で増殖し，カルシウムイオンを添加して1.2mMにすることにより，終末分化を誘導することができたことを報告しています。

　1982年に，Fiona Watt博士（現・欧州分子生物学機構（EMBO）理事長，キングスカレッジ・ロンドン教授）とGreen博士は[12]，フィーダー細胞上のヒト表皮ケラチノサイトを低カルシウム培地（0.1mMカルシウムイオン）で培養すると，層化は抑制され，カルシウムイオン濃度を1.8mMに上げると，重層化が誘導され，角化し，増殖が停止することを報告しています。

5．培養条件

　上記セクションでご説明したように，大きく2つの培養条件があります。

①フィーダー細胞を用いる培養条件[13〜16]

〔基礎培地〕

　DMEM/F12を3：1の割合で混ぜ，1.8×10^{-4}M アデニンを添加し，基礎培地とします。

〔添加因子〕

　10% fetal calf serum（FCS）

　HICE cocktail

　　0.5μg/mL hydrocortisone

5 μg/mL insulin

　1×10⁻¹⁰ M cholera enterotoxin

　10ng/mL epidermal growth factor

〔J2-3T3 cellsの培養〕

　D-MEM

　Glutamine 0.29mg/mL

　10% FCS

②フィーダー細胞を用いない無血清培養条件

〔基礎培地〕

MCDB153

　マウスやヒトの表皮角化細胞をはじめとして，種々の上皮系細胞の増殖にフィーダー細胞を用いない無血清培養条件に適しています。

MCDB153HAA

　MCDB153HAA培地は，MCDB153培地にヒスチジン，イソロイシン，トリプトファン，チロシン，メチオニン，フェニルアラミンの6種のアミノ酸を増量した基本培地です。この培地は，特にヒトの表皮角化細胞や種々の上皮系細胞の増殖に優れた基本培地です。

　MCDB153，MCDB153HAAはともに，機能性ペプチド研究所が液体培地を製造しています。

https://www.func-p.co.jp/h_seihin2.html

　添加因子は，いくつかの条件が使用されています。

〔添加因子 その1〕[8]

　Epidermal growth factor 10ng/mL

　Bovine pituitary extract 140μg/mL

　Ethanolamine 6μg/mL

　Phosphoethanolamine 14μg/mL

　Hydrocortisone 500ng/mL

　Insulin 5pg/mL

Transferrin 10μg/mL

〔添加因子 その2〕[17, 18]

《5 factors》

- ・Fibroblast growth factor 10ng/mL
- ・Bovine Insulin 10μg/mL
- ・Apo-transferrin human 5μg/mL
- ・2-Mercaptoethanol 10μM
- ・2-Aminoethanol 10μM
- ・Sodium selenite 20nM

6. コーティング

　培養容器のコーティングは，一般的にはⅠ型コラーゲンが使用されますが，ラミニンやフィブロネクチンなども使用されます。プレコーティングのプレートも企業から提供されています。

《Ⅰ型コラーゲンのコーティング方法》

- ・Cellmatrix Type I-A（新田ゼラチンCollagen, Type I, 3mg/mL, pH 3.0）を4℃のPBS（-）で50～100倍に希釈し，培養容器に添加して，室温で30分～1時間静置する。
- ・溶液を吸引除去後，PBS（-）で洗浄して，使用する（乾燥させない）。
- ・すぐに使用しない場合には，PBS（-）を入れた状態でアルミ箔で覆い，乾燥しないようにタッパーなどに入れて4℃で保存する。

7. 継代方法

　一般的に，トリプシン／EDTAを用いて分散されています。ケラチノサイトは接着性が強く，できるだけ新鮮なトリプシンを使うことをお薦めします。37℃でインキュベーションするプロトコールも見かけますが，無血清培地の場合には，その後の接着や増殖が悪くなる場合が多いため，室温での処理をお薦めします。

25 ケラチノサイトの培養

《無血清培地の場合の継代方法：6cmディッシュ》

　サブコンフルエントの状態で継代する。サブコンフルエントに達していなくて
も，コロニー状に密集しているエリアがある場合には，継代したほうが良い。

- ・培地を吸引する。
- ・PBS(-)を5mL添加する。
- ・吸引する。
- ・PBS(-)を5mL添加する。
- ・吸引する。
- ・0.02％トリプシン／0.1％EDTAを1mL加える。
- ・顕微鏡下に，観察し，細胞同士が離れ，丸くなるまで静置する*。
- ・顕微鏡下に，細胞が丸くなってきたことを確認後，容器をタップして細胞が
　剥がれたことを確認し，0.1％トリプシン・インヒビター／MCDB153培地
　を1mL添加する。
- ・MCDB153培地8mLで回収し，15mLチューブに入れる（顕微鏡下に観察し
　た分散状態により，ピペッティングの回数を調整する）。
- ・遠心する。
- ・上清を吸引除去。
- ・タップしてペレットをほぐして，MCDB153培地を10mL添加してピペッティ
　ングする。
- ・遠心する。
- ・上清を吸引除去。
- ・タップして，完全培地を添加し，ピペッティングする。
- ・細胞数を調整して，I型コラーゲンをコートした容器に播種する。

- ＊10分以上静置しても細胞が丸くならない場合には，新しいトリプシン／
　EDTAを加える。
- ＊常時，10分以上分散できない場合には，PBSで洗った後，トリプシン／
　EDTAを1mL加えた後にすぐに吸引し，新しいトリプシン／EDTAを1mL
　加える。
- ＊上記の作業を行っても分散できない場合には，細胞がやや丸くなった時点で，
　溶液がある状態でスクレープして，培地で回収する。

8．初代培養

　提供企業が多くあるため，ご自身で初代培養を開始することはあまりないと思いますが，参考のために記載します。

　初代培養の場合，まずは組織の汚染状態が懸念されます。ですが，健康な組織の場合，それほど問題になりません。不健康な組織の場合は，細菌やカビが入り込んでしまい，洗浄が難しく，培養後にそれらが増殖してきます。

《組織の洗浄方法》
　・血液などが付いている場合には，滅菌したピンセットなどを用いて，培地で洗う。
　・6cmディッシュに，
　　PBS(-)を入れたもの：3枚
　　イソジン溶液を入れたもの：1枚
　　70%エタノールを入れたもの：1枚
　　抗生物質を規定の2倍量添加した培地を入れたもの：1枚
　　を準備する。
　下記の順で，洗っていく。
　・組織をPBS(-)に入れて，培地を洗い流す。
　・イソジン溶液に入れて洗い，速やかにPBS(-)に移す。
　・70%エタノールに入れて，ピンセットで揺らし，速やかにPBS(-)に移す。
　・抗生物質を規定の2倍量添加した培地に入れて，1分程度静置する。
　・PBS(-)に移す。

《分散方法》[19]
　・組織片を0.02%EDTA中で室温30分間浸漬。
　・0.05%トリプシンに浸漬し，4℃にてオーバーナイト処理。
　・0.1%トリプシン・インヒビターを終濃度0.1%となるように加え，針金など先端の尖ったもので基底細胞層を剥ぐように掻き出す。
　・MCDB153培地で回収。
　・遠心を2回後，完全培地に浮遊させ，播種。

9．ケラチノサイト提供企業

　ケラチノサイトは，30年以上前から企業から提供されています。近年はiPS細胞由来のケラチノサイトも企業から提供されるようになってきています。その提供元を集めてみました。ほとんどのメーカーが培地もセットで販売されています。

JCRBヒト組織バンク

　日本人の多指症の形成外科手術で摘出された余剰皮膚組織から調製された正常皮膚角化細胞が提供されています[20, 21]。

https://bioresource.nibiohn.go.jp/human/Keratinocyte.html

ATCC

　従来は樹立細胞の提供のみでしたが，近年は初代培養細胞も提供しており，新生児，成人表皮ケラチノサイトがリストされています。

https://www.summitpharma.co.jp/japanese/service/s_ATCC_pcs_200.html

PromoCell社

　ドイツのハイデルベルクに本拠を置くこの会社は，多くの種類のヒト組織由来初代細胞やがん細胞，またそれら細胞に最適化された培地などを販売しています。単独またはプールされたドナーの幼若期包皮または成人皮膚の表皮から単離された初代ヒトケラチノサイトが提供されています。

https://promocell.com/product/normal-human-epidermal-keratinocytes-nhek/

クラボウ

　古くから上皮細胞と培地を提供している老舗メーカーで，培地とセットで販売されています。

https://www.kurabo.co.jp/bio/celltissue/skin/01/

Phenocell

　さまざまなphototypeのiPSCから分化・誘導したケラチノサイトを提供して

います。日本では，下記メーカーから入手できるようです。

東洋サイエンス

https://www.toyo-asia.co.jp/assets/export/trade/tra00300/traC0302/tra00302_10.htm

フナコシ

https://www.funakoshi.co.jp/contents/65345

　本項ではケラチノサイトの培養についてまとめてみました。培地のカルシウム濃度やフィーダーのありなしにより，増殖性や分化などが変わってきます。研究の目的に合わせて培養条件を選ぶことをお薦めします。

　参考になれば幸いです。

■参考文献
1) Rheinwald, J. G.; Green, H. Serial Cultivation of Strains of Human Epidermal Keratinocytes: The Formation of Keratinizing Colonies from Single Cells. *Cell*, 1975, 6(3), 331-343. https://doi.org/10.1016/s0092-8674(75)80001-8
2) O'Connor, NicholasE.; Mulliken, JohnB.; Banks-Schlegel, S.; Kehinde, O.; Green, H. GRAFTING OF BURNS WITH CULTURED EPITHELIUM PREPARED FROM AUTOLOGOUS EPIDERMAL CELLS. *The Lancet*, 1981, 317(8211), 75-78. https://doi.org/10.1016/S0140-6736(81)90006-4
3) 井家益和. Green博士の再生医療，生物工学，2014, 92, 110-114.
4) 井家益和. 自家培養表皮ジェイス®を用いた熱傷治療，創傷，2014, 5, 118-123 https://doi.org/10.11310/jsswc.5.118
5) Peehl, D. M.; Ham, R. G. Growth and Differentiation of Human Keratinocytes without a Feeder Layer or Conditioned Medium. *In Vitro*, 1980, 16(6), 516-525. https://doi.org/10.1007/BF02626465
6) Peehl, D. M.; Ham, R. G. Clonal Growth of Human Keratinocytes with Small Amounts of Dialyzed Serum. *In Vitro*, 1980, 16(6), 526-540. https://doi.org/10.1007/BF02626466
7) Tsao, M. C.; Walthall, B. J.; Ham, R. G. Clonal Growth of Normal Human Epidermal Keratinocytes in a Defined Medium. *J. Cell. Physiol.*, 1982, 110 (2), 219-229. https://doi.org/10.1002/jcp.1041100217
8) Boyce and Ham-1983-Calcium-Regulated Differentiation of Normal Human.pdf
9) Boyce, S. T.; Ham, R. G. Calcium-Regulated Differentiation of Normal Human Epidermal Keratinocytes in Chemically Defined Clonal Culture and Serum-Free Serial Culture. *J. Invest. Dermatol.* 1983, 81(1 Suppl), 33s-40s. https://doi.org/10.1111/1523-1747.ep12540422
10) 小林敬三，星　宏良. ヒト表皮角化細胞の増殖と分化，組織培養研究，1989，7，49-58.
11) Henry Hennings, Delores Michael, Christina Cheng, Peter Steinert, Karen Holbrook, Stuart H. Yuspa. Calcium regulation of growth and differentiation of mouse epidermal cells in culture. *Cell*, 19(1), 1980, 245-254.
12) Watt, F. M.; Green, H. Stratification and Terminal Differentiation of Cultured Epidermal

Cells. *Nature*, 1982, 295(5848), 434-436.
https://doi.org/10.1038/295434a0

13) Watt, F. M.; Jordan, P. W.; O'Neill, C. H. Cell Shape Controls Terminal Differentiation of Human Epidermal Keratinocytes. *Proc. Natl. Acad. Sci.*, 1988, 85(15), 5576-5580.
https://doi.org/10.1073/pnas.85.15.5576

14) Jones, P. H.; Watt, F. M. Separation of Human Epidermal Stem Cells from Transit Amplifying Cells on the Basis of Differences in Integrin Function and Expression. *Cell*, 1993, 73(4), 713-724.
https://doi.org/10.1016/0092-8674(93)90251-K

15) Lowell, S.; Watt, F. M. Delta Regulates Keratinocyte Spreading and Motility Independently of Differentiation. *Mech. Dev.*, 2001, 107(1-2), 133-140.
https://doi.org/10.1016/S0925-4773(01)00459-2

16) Tan, D. W. M.; Jensen, K. B.; Trotter, M. W. B.; Connelly, J. T.; Broad, S.; Watt, F. M. Single-Cell Gene Expression Profiling Reveals Functional Heterogeneity of Undifferentiated Human Epidermal Cells. *Development*, 2013, 140(7), 1433-1444. https://doi.org/10.1242/dev.087551

17) Yamanaka, T.; Sakamoto, A.; Tanaka, Y.; Zhang, Y.; Hayashido, Y.; Toratani, S.; Akagawa, Y.; Okamoto, T. ISOLATION AND SERUM-FREE CULTURE OF EPITHELIAL CELLS DERIVED FROM EPITHELIAL RESTS OF MALASSEZ IN HUMAN PERIODONTAL LIGAMENT. *In Vitro Cell. Dev. Biol. Anim.*, 2000, 36 (8), 548-553.
https://doi.org/10.1290/1071-2690(2000)036<0548:IASFCO>2.0.CO;2

18) Sato, J. D.; Kan, M. Media for Culture of Mammalian Cells. *Curr. Protoc. Cell Biol.*, 2001, *Chapter 1*, Unit 1.2.
https://doi.org/10.1002/0471143030.cb0102s00

19) Yuspa, S. H.; Harris, C. C. Altered Differentiation of Mouse Epidermal Cells Treated with Retinyl Acetate in Vitro. *Exp. Cell Res.*, 1974, 86(1), 95-105.
https://doi.org/10.1016/0014-4827(74)90653-3

20) 佐藤元信，杉原 望，小阪拓男．多指(趾)症手術摘出検体からの細胞分離．Organ Biology，Vol.23, No.1, 2016, 53-61
https://www.jstage.jst.go.jp/article/organbio/23/1/23_53/_pdf/-char/ja

21) Sugihara, N.; Satoh, M.; Kosaka, T.; Kasamatsu-Onishi, A.; Matsuyama, A.; Enosawa, S.; Hikosaka, M.; Kaneko, T.; Kohara, A. Preparation of Multiple Cell Types as Research Resources from Surplus Tissues Derived from Surgery for Polydactyly. 2017.

26

どう学ぶ？ 細胞を培養する方法

　細胞培養についてさまざまな項をお読みいただけましたでしょうか？　この項で最後です。最初に，初めてでも3時間程度で培養ができるようになるとご説明しました。最後に，実際にどう学ぶのかについて総括したいと思います。また，現場でどのように教育指導するのかについても課題かと思いますので，その点についても触れたいと思います。

1．細胞培養学

　細胞培養は，多岐にわたる知識とスキルを統合した学問分野です（**表26-1**）。細胞生物学的知識や微生物学的知識，バイオハザード対策，適切な機器の使用と管理，さらに観察力や培養技術といったスキルが求められます。これらの要素をバランスよく習得することで，質の高い細胞培養を実現し，研究の信頼性と再現性を高めることができます。細胞培養を学ぶうえで，これらの知識とスキルを確実に身につけることが重要です。

表26-1　細胞培養学を構成する要素

知識

• 研究倫理：	倫理申請，個人情報保護，データの公開と透明性，規制の遵守
• 機器の知識と管理：	安全キャビネット，CO_2インキュベーター，位相差顕微鏡
• 細胞生物学的知識：	細胞の基本構造，細胞増殖，細胞間相互作用とシグナル伝達，老化，環境応答，幹細胞
• 微生物学的知識：	滅菌法，消毒法，無菌操作，汚染物質の検出とリスク，ウイルス
• バイオ・ハザード：	バイオセーフティレベル，作業者の保護，廃棄物の処理，緊急時対応
• 培養学的知識：	培地，増殖因子，接着因子，凍結，解凍，継代，3次元培養，細胞認証
• 記録：	実験ノート，機器管理，解析ソフト，画像記録管理

知識だけでは補えないスキル

• 観察力	観察力，判断力
• 培養技術	ピペット操作，培養容器の操作，予測能力，学習能力

2．理論の学習

　細胞生物などのバイオ系のバックグラウンドがある場合は，実践的なトレーニングをする前に，細胞培養の基礎理論をわかっていると，どのように作業するべ

きかを理解しやすく，記憶に残りやすいのではないかと思います。

　バイオ系のバックグラウンドのない方は，基本として，細胞の種類，成長条件，栄養素，培地の組成などを理解すれば培養をスタートすることが可能です。実際にスタートしてから，必要に応じて少しずつ成書を読んで理解していくと良いと思います。

　以下に，参考になる資料をご紹介します。

◆成書

　まずは，R. Ian Freshney先生の下記の本をお薦めします。

- Freshney's Culture of Animal Cells：A Manual of Basic Technique and Specialized Applications, Wiley-Blackwell；第8版

　ラボの設計から記載されており，安全性，生命倫理から，基本的な操作細胞株の特性評価やトラブルシューティングなどが丁寧に解説されています。

- 細胞培養・組織培養の技術（基礎編），日本組織培養学会編，朝倉出版

　第4版が出版されており，最新の技術が掲載されていますが，以前出版されたこちらの基礎編のほうが基本がまとめてあり，読みやすいと思います。図書館などをご活用いただいて読んでいただくのが良いかと思います。

- Cell culture techniques. Edited by Michael Aschner, Cristina Sunol, Anna Bal-Price. ISBN：978-1-4939-9228-7. Humana Press. Neuromethods 56 Springer Protocols. Humana；2011th edition (March 8, 2011)

　神経毒性試験に特化した内容ですが，長年にわたって発展してきたさまざまな細胞培養法も含めて詳細に記載されています。筆者もiPS細胞由来神経堤細胞を用いた毒性評価法で執筆を担当しました。

- 本当に知ってる？ 細胞を培養する方法（2019），古江美保／編著，じほう

　本書でもたびたびご紹介させていただいている拙著です。ベンチのレイアウトなども含めた細かいチップスを含めてご紹介しています。

- 創薬のための細胞利用技術の最新動向と市場（2018），ISBN 978-4-904482-47-6　監修：古江美保，関野祐子，シーエムシー・リサーチ

　筆者が監修をさせていただきました。多くの執筆者の方に，細胞培養技術の基礎から応用までを包括的に解説していただきました。特にin vitro試験法の開発と標準化，無血清培地の開発，新しい細胞培養技術の最新動向について詳

述しています。2018年の発刊ですが，まだ十分に有用な情報だと思います。

◆ガイダンスなど

これまでもご紹介してきたガイダンスです。

・Guidance document on Good Cell and Tissue Culture Practice 2.0 (GCCP 2.0). Pamies D, Leist M, Coecke S, Bowe G, Allen DG, Gstraunthaler G, Bal-Price A, Pistollato F, de Vries RBM, Hogberg HT, Hartung T, Stacey G, *ALTEX,* 2022；39：30-70. doi：10.14573/altex.2111011. Epub 2021 Dec 9. PMID：34882777

　動物実験代替法センター（CAAT）の後援のもと，運営委員会と科学諮問委員会がまとめた細胞および組織培養の標準化と品質管理を強化するためのガイドライン。再現性と信頼性を向上させるための具体的な手法を示し，試験システムの選定，培養条件の最適化，データ管理，品質保証，倫理的考慮や安全性評価の基準について記載されています。

・Best practices in cell culture：an overview. Baust JM, Buehring GC, Campbell L, Elmore E, Harbell JW, Nims RW, Price P, Reid YA, Simione F, *In Vitro Cell. Dev. Biol. Anim.,* 2017 Sep；53（8）：669-672. doi：10.1007/s11626-017-0177-7. PMID：28808859

　アメリカの培養学会が，細胞培養の信頼性と再現性を確保するために重要なポイントを整理しています。細胞の特性評価，汚染管理，培養条件の最適化，記録管理，品質保証，トレーニングの重要性などについて説明しています。

◆基本原則

　国内の幹細胞や細胞培養関連の研究者からなる「Good Cell Culture Practice検討のためのワーキンググループ」によりまとめた総説です。

・「培養細胞の観察の基本原則」の提案. Good Cell Culture Practice検討のためのワーキンググループ，組織培養研究，2018, 37巻2号 p.123-131 https://doi.org/10.11418/jtca.37.123

・「多能性幹細胞培養の留意点」の提案. Good Cell Culture Practice検討のためのワーキンググループ，組織培養研究，2019, 38巻3号 p.135-143 https://doi.org/10.11418/jtca.38.135

26 どう学ぶ？ 細胞を培養する方法

◆**国際幹細胞イニシアティブ，国際幹細胞バンキングイニシアティブの成果論文**

　国際幹細胞イニシアティブプロジェクト，バンキングイニシアティブのプロジェクトの成果論文として一連がありますが，そのなかでも必ず読んでいただきたいものをリストしました。

- Consensus Guidance for Banking and Supply of Human Embryonic Stem Cell Lines for Research Purposes. International Stem Cell Banking Initiative, *Stem Cell Rev. Rep.*, 2009, 5：301-314. doi：10.1007/s12015-009-9085-x

　　細胞バンクにおけるヒト多能性幹細胞の品質管理の方法が記載されていますが，研究室でも必要な基本的な考え方が記載されています。

- Points to consider in the development of seed stocks of pluripotent stem cells for clinical applications：International Stem Cell Banking Initiative(ISCBI).
Regen. Med., 2015, 10(2 Supple)：1-44.

　　臨床に使用する多能性幹細胞の品質として，考えるべきポイントが記載されています。

- Characterization of human embryonic stem cell lines by the International Stem Cell Initiative. International Stem Cell Initiative, *Nat. Biotechnol.*, 2007, Jul；25(7)：803-816.

　　国際幹細胞イニシアティブプロジェクトの最初の成果で，59のヒト胚性幹細胞(hES細胞)株を17の異なる研究室から収集して評価し，hES細胞のマーカーとして一般的に使用されるいくつかのマーカーの発現パターンを確認し，標準化と品質管理の基準が提案されました。

- Screening ethnically diverse human embryonic stem cells identifies a chromosome 20 minimal amplicon conferring growth advantage. International Stem Cell Initiative, *Nat. Biotechnol.*, 2011, Nov 27；29(12)：1132-1144. doi：10.1038/nbt.2051. PMID：22119741；PMCID：PMC3454460

　　38の異なる研究室から収集された125のhES細胞株と11のiPS細胞株のゲノム安定性を評価した結果がまとめられています。

- Assessment of established techniques to determine developmental and malignant potential of human pluripotent stem cells.

International Stem Cell Initiative, *Nat. Commun.,* 2018, May 15；9（1）：
1925.
doi：10.1038/s41467-018-04011-3. PMID：29765017；PMCID：
PMC5954055

　ヒト多能性幹細胞の分化能と悪性化の可能性を評価する方法を比較検討した
結果をまとめたものです。
• Modeling the evolution of culture-adapted human embryonic stem
cells. *Stem Cell Res.,* 2010, Jan；4（1）：50-56. doi：10.1016/j.
scr.2009.09.001. Epub 2009 Sep 16. PMID：19837641

　イニシアティブプロジェクトの成果ではありませんが，プロジェクトのリー
ダーのPeter W. Andrews教授らの論文で，同ゲノム変異が起きた場合，ど
のように細胞集団が入れ替わるのか，数学者が計算しています。細胞倍加時間
が異なる集団が出てきたら，3継代でほぼすべてが入れ替わる計算になること
が示されています。

3．実践的なトレーニング

　理論を理解した後は，実践的な訓練が必要です。細胞培養は，実際に手を動か
して初めて身につく技術です。基本操作については，初心者でも3時間程度のハ
ンズオントレーニングで，ほとんどの人が作業できるようになります。もちろん，
その後のご自身の繰り返しのトレーニングは必要です。

　欧米では，大学や学会がトレーニングコースを開催するのが一般的ですが，残
念ながら日本ではあまり開催されていません。近年は人材派遣会社がキャリアアッ
プのために細胞培養研究を実施されているようです。人材育成のためではなく，
一般の研究者が受けられる国内で開催されている基礎的な培養トレーニングコー
スとしては下記のようなものがあります。
• 日本組織培養学会　細胞培養基盤技術コース
　　学会員であることが前提となっています。細胞培養基盤技術コースⅠ，Ⅱ，
　Ⅲを順次修了することで，日本組織培養学会認定細胞培養士の資格を得ること
　ができます。
　https://www.jtca.net/course-info/
• 東京都立産業技術研究センター　細胞培養の基礎
　　細胞培養の必要性や計画の仕方などの基礎知識をセミナー形式で解説すると

ともに，継代操作を体験する研修とのことです。開催日は1年に1回程度のようです。
https://www.iri-tokyo.jp/site/jinzai/seminar-annai.html
- サーモフィッシャーサイエンティフィック株式会社，ライフテクノロジーズジャパン株式会社　細胞培養ハンズオントレーニング

　同社の製品を使い，細胞の解凍，継代，細胞生存率アッセイなど1日コース，2日コースが開催されています。開催日は複数日程で設定されています。
- アズワン株式会社　細胞培養実習

　アズワン株式会社と筆者が運営する株式会社セルミミックが連携して，細胞培養トレーニングを行っています（図26-1）。随時開催で要望に応じて，3時間から2日間のプログラムを設定しています。

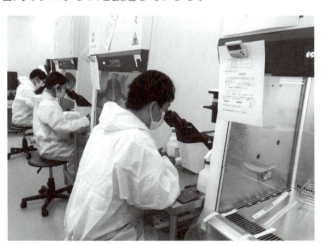

図26-1　細胞培養実習の様子

4．バイオ医薬品に関連する講義・実習

　細胞培養はバイオテクノロジーの基盤技術であり，目的や応用によって異なる方法が用いられます。抗体産生やタンパク質生産に使用される浮遊細胞と，メカニズム解明やスクリーニング，安全性評価に使用される接着細胞の培養は，手技や手法において異なる視点があります。

　バイオ系医薬品に関しては，AMED，PMDA，神戸大学などと連携して，座学教育だけでなく実習教育を行う一般社団法人バイオロジクス研究・トレーニン

グセンター（BCRET）が「バイオ人材」の育成事業を推進されています。
https://www.bcret.jp/

5．継続的な学習とアップデート

　細胞培養の技術は日々進化しています。最新の技術やトレンドを追いかけ，継続的に学習することが重要です。昔とは常識が変わっていることもありますので，熟練者は特にアップデートを心がける必要があります。

①学術論文

　細胞培養に関する最新の研究成果を知るために，定期的に学術論文を読む習慣をつけることは，研究者としては当たり前のことではありますが，日々の雑事でままならないようなことも多いかと思います。最近は，AIを使うことにより，キーワードを入れて，関連論文を抽出して，自動でサマリーをまとめメールしてくれる設定ができるようです。筆者もやろうと思い，方法はメモしているのですが，まだ設定できていません。

②ウェビナー

　新しい機器や試薬の使い方についてのウェビナーなどを聞くことにより，最新のトレンドに触れる機会が増えます。

③ソーシャル・ネットワーキング・サービス（SNS）

　近年，さまざまなソーシャル・ネットワーキング・サービスがあり，著者自らが論文が掲載されたことを発信したり，あるいは研究者が良いと思う論文掲載サイトを再掲載しています。同じ分野の研究者や技術者とのネットワーキングを通じて，情報交換の機会を得ることができます。これらを流し読むだけでもかなり有用な情報となります。実は，筆者はSNSでの情報から論文を確認することが多く，それだけでかなりの情報となるため，AIの設定まで手が回ってないというのが正直なところです。

6．学習用バーチャルラボ・ゲーム

◆バーチャルラボ「Labster」

　デンマークの企業Labster社が開発したバーチャルラボを体験できるLabster

があります。

https://www.labster.com/

　さまざまな科学実験をバーチャルで体験でき，実験の基礎を学ぶのに適しています。細胞培養に関連するコースを探してみると，2～3つありました。

◆メタバース技術を活用した実験の体験環境

　神戸大学では，メタバース技術を活用して，細胞培養の作業手順を学ぶデジタルツイン環境を共同開発し，次世代バイオ医薬品の製造技術基盤開発の一環として，教育に使うことを発表しています。

https://www.kobe-u.ac.jp/ja/announcement/20240523-65670/

◆ゲームで学ぼう細胞培養実習オンラインゲーム
"バイオ・マイスター® ver2.0"

　筆者は，学習用にオンラインゲーム「バイオ・マイスターver2.0」を作製して公開しています。お時間があるときにでも，下記にアクセスして遊んでみていただければ幸いです。

https://cellmimic.com/blog/

- ・培養室の入室方法：初めて培養室に入る方への説明です。
- ・培養室の三種の神器：培養室で使用される安全キャビネット，CO_2インキュベーター，位相差顕微鏡の説明をしています。
- ・培地交換編：MC3T3細胞を例に培地交換の方法を説明しています。
- ・細胞数計測：細胞計算盤による細胞数計測のゲームになっています。スコアが出ます。
- ・凍結細胞の解凍：細胞の解凍手順の説明がゲームになっています。細胞数計測は上記のゲームより難しくなっており，実践のトレーニングにも活用できると思います。

7．指導方法

　「再生医療等の安全性の確保等に関する法律」に，再生医療等の提供を行う医療機関の管理者又は実施責任者は，再生医療等を適正に行うために定期的に教育又は研修の機会を確保するよう定められています[1]。また，ヒトES細胞を使用する場合には，教育および研修を実施するための計画が定められていることが必

要です。これらのこともあり，近年は，細胞培養に関する教育・研修にも以前よりは関心が持たれるようになってきているのではないでしょうか。

　筆者のウェビナーを受講される方の半分以上は，教育する立場になって初めて細胞培養の標準とは何かを考えたことが動機となっています。細胞培養の技術を新人の方に教育するためには，理論と実践の両方をバランス良く組み合わせた指導方法が求められます。ラボに新しく入った作業者や研究者が経験者であっても，最初の数カ月は新人と考えて指導をしたほうがトラブルは減ると思います。

①理論教育
《教科書と参考資料の提供》

　まず，細胞培養の基礎理論を理解していただくことが必須かと思います。

②実践教育
《デモンストレーション》

　細胞培養の基本操作を実演します。培地の準備，細胞の取り扱い，培養環境の設定，コンタミネーション防止策など重要なステップを一つひとつ説明しながら実際に見せることが重要です。なかなか見てくれませんが，良い操作をイメージしてもらうために有用なステップとなります。つまり，指導者自身が，初心者でもできる良い操作をすることが大事です。片手での遠心管の蓋の開け閉めは初心者では難しいので，両手で行うステップを入れるなど工夫が必要です。

《ハンズオンセッション》

　新人が実際に手を動かして学ぶことができるハンズオンセッションを行います。初めは指導者がそばについてサポートし，徐々に自立して作業できるようにします。この段階での指導は，繰り返しとフィードバックが重要です。経験上，初めて培養される方でも３時間程度で培養操作はできるようになります。10人中５人程度の割合で，１週間程度，傍に居て時折指導すれば，お一人で作業できるようになります。しかし，10人中５人ぐらいの割合で，最初の１カ月程度は傍に居て指導を行う必要がある方がいます。経験がある方でも，１週間程度様子を見て判断し，播種ムラなどが発生するようであれば，面倒でも１カ月間傍に居て指導を行うほうが恒久的に問題が減ります。

③プロトコルの徹底

　どんな些細な作業であっても，標準作業手順書 (SOP) あるいはプロトコルを策定し，ラボ内で検証して共有しておくことが，教育をするうえでもたいへん重要です。細胞培養の各ステップを詳細にプロトコル化しておくことで，各ステップを標準化し，作業の一貫性と再現性の確保につながります。個別指導の時間を節約し，新人が自律的に学習できる環境を整えることができます。

④記録と実験結果の解析と改善
《実験ノートの確認》

　作業記録は必須であるにもかかわらず，実際には記録ができていないことは，残念ながらよくあることです。1カ月間ぐらいは，実験ノートの書き方なども指導が必要な場合もあると思われます。

　また，あらかじめ記入するための共通フォーマットを作っておき，記入を促すのがスムーズです。

《データの記録と解析》

　実験結果を正確に記録し，適切に解析する方法を指導する必要があります。データ解析ソフトウェアの使用方法や統計解析の基本についても，どのレベルで実施するのかなどの共通認識を持つことが大事です。

《自己評価と改善策の策定》

　自身の実験結果を評価し，改善策を考えることができるようにします。これには，失敗した実験の原因分析や次回の実験計画の策定が含まれます。そのためには，指導者も，どうしたら失敗するのか，その原因をある程度確認しておく必要があるでしょう。

⑤安全教育
《ラボの安全規則の教育》

　細胞培養を行う際の安全規則や緊急時の対応方法について，徹底的に教育します。これには，バイオハザード対策や化学物質の取り扱いに関する規則も含まれます。化学物質の取り扱いは改定されることも多く，また，自治体によって条例が異なることもあるため，新しい情報が入手できる体制を作っておく必要があります。

《定期的な安全訓練》

　定期的な安全訓練を実施し，ラボで安全に作業できるようにします。また，新しい安全規則やガイドラインが導入された場合には，その都度トレーニングを行います。

　細胞培養を学ぶうえで重要なことは，理論の理解，実践的な技術の習得，そして継続的な学習です。指導者には明確なプロトコルの提供，ハンズオン教育の重視，継続的なサポートとフィードバックが求められます。これらの要素を組み合わせることで，高品質で再現性のある細胞培養技術を習得できると思います。

　細胞培養の技術は，研究や産業応用において重要な役割を果たしています。皆様の今後の研究に役立てていただければ幸いです。

■参考資料
1）再生医療等の安全性の確保等に関する法律施行規則及び臨床研究法施行規則の一部を改正する省令（令和四年厚生労働省令第四十七号），https://laws.e-gov.go.jp/law/426M60000100110

英数字索引

3 factor 136	hPS細胞の解凍 177
DMEM/F12培地............................151	iPS細胞 20
ES細胞 20	MCDB培地 151
F12培地...151	MSC 155
fatty acid free-BSA溶液.............135	PBS(－) 74
FCS-free Database 141	RD培地..152
hPS細胞...171	

日本語索引

ア

亜セレン酸ナトリウム.....................134	継代時の細胞浮遊液の希釈の方法......76
アミノ酸 148	血球計算盤 102, 111
安全キャビネット 12	

サ

位相差観察.................................. 16, 57	細胞応答性.....................................119
位相差顕微鏡..................................58	細胞増殖曲線 68, 97
位相差用対物レンズ 16	細胞播種曲線.................................102
位相差コンデンサー 16	細胞バンク 29
遺伝子発現プロフィール解析...........187	細胞浮遊液の希釈の方法.....49, 51, 112
インスリン.......................................133	細胞密度の希釈系列.........................107
ウイルス検査...................................28	疾患特異的iPS細胞 21
ウェルプレートへの播種...................113	使用制限 28
	使用ライセンス 27

カ

カルシウム濃度 149	セルカルチャーインサート 37
間葉系幹細胞...................................20	
空調 56	

タ

クライオチューブ..............................86	多層フラスコ....................................35
クリーンベンチ 12, 41	多能性幹細胞由来分化細胞 21

サ（続き）

	人工多能性幹細胞..............................20

チャンバークライド	38
チューブの取扱い	95
ディッシュ	33
データシートの保存	27
動物組織由来正常細胞	19
倒立顕微鏡	15
特性評価	118
ドナー間の差	22
ドナー同意書	28
トランスフェリン	134
トリプシン-EDTA溶液	74

ナ

入手前確認事項	26
ネガティブマーカー	157

ハ

胚性幹細胞	20
培地交換	63, 179
培地量	107
培養記録シート	79
培養容器の移動	56
播種密度	47, 69
非営利細胞バンク	30
ヒトES細胞の使用に関する指針	164
ヒトES細胞を培養するための設備	165
ヒト初代培養がん細胞	19
ヒト組織由来正常細胞	19
ピペットの包装は破らない	93
品質管理	21
フィーダー細胞	176
フェノールレッド	150

不死化細胞株	18
プラグシールキャップ	35
フラスコ	34
プレートデザイン	106, 120
分化細胞	166
ヘモサイトメーター	111
ベントキャップ	35
ポジティブマーカー	157
保存用液体窒素容器	27

マ

マイコプラズマ検査	28
未分化マーカープロフィール	187

ヤ

有限増殖細胞株	19

ラ

ライセンス	22
リング絞り	16
倫理審査	22
倫理申請	28
ロット差	122
ロットチェック	121

編著者略歴

古江　美保
(ふるえ　みほ)

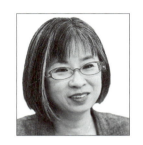

株式会社セルミミック　代表取締役
日本学術会議連携会員
歯科医師，歯学博士
広島大学歯学部客員教授
日本組織培養学会名誉会員・学会認定細胞培養指導士
ビジネスモデルイノベーション協会認定コンサルタント
WSET level3

専門：幹細胞生物学．発生生物学．ビジネスコンサルタント

1986年　広島大学歯学部卒業
1990年　広島大学大学院歯学臨床系修了
広島大学歯学部付属病院，神奈川県立こども医療センターにて臨床経験後，神奈川歯科大学生化学教室講師として基礎研究に従事
2005年～2006年　英国・シエフィールド大学客員講師として，Peter W Anrews教授の元でヒトES細胞のフィーダーフリー無血清培地を開発
2009年　国立研究開発法人医薬基盤・健康・栄養研究所のPI就任。国内で初めてヒトiPS細胞バンクを設立し，分譲を行う
日本組織培養学会において，細胞培養コースの立ち上げから細胞士認定制度の設立に尽力。ヒト多能性幹細胞の品質評価法，多能性幹細胞の形態評価法，肝前駆細胞用無血清培地，神経幹細胞分化誘導無血清培地などの研究開発に従事
2017年　株式会社ニコンに転職
2019年　株式会社ニコン ヘルスケア事業部副事業部長就任（2021年退職）
2022年　株式会社セルミミック代表取締役就任
ライフサイエンス分野にかかるコンサルタント，執筆，細胞培養実習指導を行う
細胞培養をゲームで学ぶサイエンスゲームを製作し，自社ウェブサイトで公開中

株式会社セルミミック　ホームページ：https://cellmimic.com/

読者アンケートのご案内

本書に関するご意見・ご感想をお聞かせください。

下記二次元コードもしくはURLから
アンケートページにアクセスしてご回答ください
https://form.jiho.jp/questionnaire/book.html

※本アンケートの回答はパソコン・スマートフォン等からとなります。
まれに機種によってはご利用いただけない場合がございます。
※インターネット接続料、および通信料はお客様のご負担となります。

誰でもできる　はじめての細胞培養

定価　本体4,800円（税別）

2025年1月31日　発　行

編　著　　古江 美保
　　　　　　ふるえ　みほ

発行人　　武田 信

発行所　　株式会社 じほう

　　　　　101-8421　東京都千代田区神田猿楽町1-5-15（猿楽町SSビル）
　　　　　振替　00190-0-900481
　　　　　＜大阪支局＞
　　　　　541-0044　大阪市中央区伏見町2-1-1（三井住友銀行高麗橋ビル）
　　　　　お問い合わせ　https://www.jiho.co.jp/contact/

©2025　　　　　　　装丁　（株）オセロ　　組版・印刷　（株）技秀堂
Printed in Japan

本書の複写にかかる複製、上映、譲渡、公衆送信（送信可能化を含む）の各権利は
株式会社じほうが管理の委託を受けています。

|JCOPY|＜出版者著作権管理機構　委託出版物＞
本書の無断複製は著作権法上での例外を除き禁じられています。
複製される場合は、そのつど事前に、出版者著作権管理機構（電話 03-5244-5088、
FAX 03-5244-5089、e-mail：info@jcopy.or.jp）の許諾を得てください。

万一落丁、乱丁の場合は、お取替えいたします。
ISBN 978-4-8407-5639-6

本当に知ってる？ 細胞を培養する方法

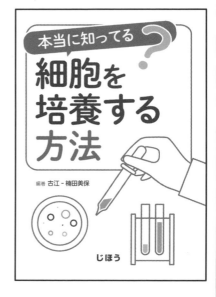

編著 古江‐楠田美保

- 定価3,300円（本体3,000円＋税10%）
- A5判 / 128頁 / 2019年7月刊
- ISBN：978-4-8407-5209-1

あなたの細胞培養の手法、本当に正しいですか？

　培養細胞は生き物であり繊細で外界からの刺激に敏感なため、細胞を培養するためにはさまざまなノウハウが必要で、プロトコールにすべてを記載しきれないことが多く、成書だけでは説明が不足しています。また、iPS細胞の発明により、培養細胞が基礎研究だけでなく広く産業利用・医療応用される機会が増え、同時に細胞培養に携わる方々が増えてきました。

　本書は、2015年から2016年にわたって月刊誌「PHARM TECH JAPAN」に掲載した『本当に知ってる？正しい細胞培養の手法』を再編集したもので、培養を始めて間もない方だけでなく、長く培養経験のある方にとっても有益な情報が満載の1冊です。

株式会社じほう　https://www.jiho.co.jp/